女科那点事

主　编　王祖龙　李　晖　崔永霞
副主编　苗晓平　赵盼盼　陈如兵　王诗琦
　　　　王晓田
编　委　（按姓氏笔画排序）
　　　　马　永　马慧杰　王　晨　王诗琦
　　　　王祖龙　王晓田　申保庆　刘慧丹
　　　　李　晖　张　琦　张林娜　陈帅垒
　　　　陈如兵　苗晓平　赵　文　赵盼盼
　　　　崔永霞

中国协和医科大学出版社

图书在版编目（CIP）数据

女科那点事／王祖龙，李晖，崔永霞主编. —北京：中国协和医科大学出版社，2018.11

ISBN 978-7-5679-1184-0

Ⅰ. ①女…　Ⅱ. ①王…　②李…　③崔…　Ⅲ. ①女性-生殖医学-普及读物

Ⅳ. ①R339.2-49

中国版本图书馆 CIP 数据核字（2018）第 240328 号

女科那点事

主　　编：王祖龙　李　晖　崔永霞

策划编辑：刘　华

责任编辑：张　宇

出版发行：**中国协和医科大学出版社**
　　　　　（北京东单三条九号　邮编 100730　电话 65260431）

网　　址：www. pumcp. com

经　　销：新华书店总店北京发行所

印　　刷：北京新华印刷有限公司

开　　本：710×1000　　1/16 开

印　　张：13.75

字　　数：210 千字

版　　次：2018 年 11 月第 1 版

印　　次：2018 年 11 月第 1 次印刷

定　　价：32.00 元

ISBN 978-7-5679-1184-0

前　言

　　女性一生历经经、带、胎、产，有其独特的生理功能与病理状态，其健康与美丽都与子宫、卵巢密不可分。本书从女性各阶段的生理特点、卵巢分泌的性激素及其作用、月经与月经疾病、外阴与生殖道疾病、盆腔炎及附件炎症、妇科肿瘤、性传播疾病、优生及不孕、认识胎停育及流产、孕期保健、妊娠期母体的变化、产后保健、围绝经期保健、病案分享等方面，对女性一生的生理、病理、诊断、治疗、预防、保健进行了较为详尽的论述，内容丰富，条理清晰，言语通俗。希望读者通过阅读此书，遇到书中提到的类似问题时能掌握应对方式，解除心中疑虑，及时求医就诊，做好预防保健，做一个美丽健康的女人。

　　在编写该书过程中，笔者查阅了大量古今医籍和许多医学期刊、专著、科普文章，我们特向被引用文献资料的作者、科研成果的研究者以及专著的出版单位表示衷心的感谢。

　　该书的出版，笔者虽尽了最大努力，但限于水平，书中错误之处定存，不足之处难免，在此敬请广大读者，不吝指正，以利再版时修订。

编　者

2018 年 7 月

目　　录

一、女性各阶段的生理特点

二、卵巢分泌的性激素及其作用

三、月经与月经疾病

四、外阴与生殖道疾病

五、盆腔及附件炎症

六、妇科肿瘤

七、性传播疾病

八、优生及不孕

九、认识胎停育及流产

十、孕期保健

十一、妊娠期母体的变化

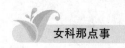

十二、产后保健

十三、围绝经期保健

十四、病案分享

一、女性各阶段的生理特点

❖ 女孩儿的诞生 ❖

一个女孩儿是从哪里来的？女孩儿是怎么形成的？请看下文。

每一个孩子都是父母爱情的结晶。当23，X的精子先生碰到喜欢自己又愿意接纳自己的23，X的卵子小姐的时候，就形成了一个受精卵，一个女孩儿就开始孕育了。

受精卵是由父系和母系来源的23对（46条）染色体组成的新个体，其中一对染色体在性别发育中起决定性作用，称为性染色体。性染色体X与Y决定着胎儿的性别，即XX合子发育成女性，XY合子发育为男性。

在胚胎的第6周后，原始性腺（具有转化成卵巢和睾丸的能力）开始分化。若胚胎细胞不含Y染色体即无H-Y抗原（形成睾丸的决定因子）时性腺分化缓慢，至胚胎8~10周性腺组织才出现卵巢的结构。原始生殖细胞分化为初级卵母细胞，性索皮质的扁平细胞围绕卵母细胞构成原始卵泡。卵巢形成后，因无雄激素，无副中肾管抑制因子，所以中肾管退化，两条副中肾管发育成为女性生殖道。

出生后4周内称新生儿期。女性胎儿在母体内受到胎盘及母体卵巢所产生的女性激素影响，出生的新生儿外阴较丰满，乳房略隆起或少许泌乳。出生后脱离母体环境，血中女性激素水平迅速下降，可出现少量阴道流血。这些生理变化短期内均能自然消退。

这样一个女孩儿就诞生了！

❖ 蹦蹦跳跳的儿童期 ❖

从出生后4周到12岁左右称为儿童期。

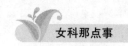

这个阶段体格发育速度已经减慢，达到稳步增长，而智力发育更趋完善。求知欲强、好奇、爱问、喜模仿、知识面迅速扩大，能做较复杂的动作，学会照顾自己，如穿衣、吃饭和洗漱等。语言和思维能力进一步发展，学会讲故事、背儿歌、跳舞。应根据这个时期具有高度可塑性的特点，从小养成良好的卫生、学习和劳动的习惯，为入学做好准备。

儿童早期（8岁之前）下丘脑-垂体-卵巢性腺轴的功能处于抑制状态，这与下丘脑、垂体对低水平雌激素（≤10pg/ml）的负反馈及中枢性抑制因素高度敏感有关。此期生殖器为幼稚型。阴道狭长，上皮薄，无皱襞，细胞内缺乏糖原，阴道酸度低，抗感染力弱，容易发生炎症；子宫小，宫颈较长，约占子宫全长的2/3，子宫肌层亦很薄；输卵管弯曲且很细；卵巢长而窄，卵泡虽能大量自主生长（非促性腺激素依赖性），但仅发育到窦前期即萎缩、退化。子宫、输卵管及卵巢位于腹腔内。在儿童后期（8岁之后），下丘脑促性腺激素释放激素（GnRH）抑制状态解除，卵巢内的卵泡受垂体促性腺激素的影响有一定发育并分泌性激素，但仍达不到成熟阶段。卵巢形态逐步变为扁卵圆形。子宫、输卵管及卵巢逐渐向骨盆腔内下降。皮下脂肪在胸、髋、肩部及耻骨前面堆积，乳房亦开始发育，开始显现女性特征。

羞答靓丽的青春期

青春期是儿童到成人的转变期，是生殖器官、内分泌、体格逐渐发育至成熟的阶段。世界卫生组织（WHO）规定青春期为10~19岁。此期是人生体格发育的第二次飞跃，并由于内分泌发育而出现了性发育，由此出现一系列的生理变化，一个蹦蹦跳跳、懵懵懂懂的儿童，变成了一个青春靓丽、羞羞答答的美少女。

青春期发育通常始于8~10岁，此时中枢性负反馈抑制状态解除，GnRH开始呈脉冲式释放，继而引起促性腺激素和卵巢性激素水平升高，第二性征出现，并最终获得成熟的生殖功能。青春期发动的时间主要取决于遗传因素。此外，尚与居住的地理位置、环境、营养状况及心理精神因素有关。

女性青春期第一性征的变化是在促性腺激素作用下，卵巢增大，卵泡开始发育和分泌雌激素，生殖器从幼稚型变为成人型。阴阜隆起，大小阴唇变肥厚并有色素沉着；阴道长度及宽度增加，阴道黏膜变厚并出现皱襞；子宫增大，尤其宫体明显增大，子宫体与宫颈的比例为2：1；输卵管变粗，弯曲度减小，黏膜出现许多皱襞与纤毛；卵巢增大，皮质内有不同发育阶段的卵泡，致使卵巢表面稍呈凹凸不平。此时虽已初步具有生育能力，但整个生殖系统的功能尚未完善。

除生殖器官以外，其他女性特有的性征即第二性征包括音调变高、乳房发育、阴毛及腋毛分布、骨盆横径发育大于前后径，以及胸、肩部皮下脂肪增多等，这些变化呈现女性特征。

青春期按照顺序先后经历以下 4 个不同的阶段，各阶段有重叠，共需四五年的时间。

1. 乳房萌发　这是女性第二性征的最初特征。一般女性接近 10 岁时乳房开始发育，约经过 3.5 年时间发育为成熟型。

2. 肾上腺功能初现　青春期肾上腺雄激素分泌增加引起阴毛和腋毛的生长，称为肾上腺功能初现。阴毛首先发育，约 2 年后腋毛开始发育。该阶段肾上腺皮质功能逐渐增强，血液循环中脱氢表雄酮（DHEA）、硫酸脱氢表雄酮（DHEAS）和雄烯二酮升高，肾上腺 17α-羟化酶和 17, 20-裂解酶活性增强。肾上腺功能的初现提示下丘脑-垂体-肾上腺雄性激素轴功能近趋完善。

3. 生长加速　11~12 岁青春期少女体格生长呈直线加速，平均每年生长 9cm，月经初潮后生长缓慢。青春期生长加速是由于雌激素、生长激素（GH）和胰岛素样生长因子-Ⅰ（IGF-Ⅰ）分泌增加所致。

4. 月经初潮　女性第一次月经来潮称为月经初潮，为青春期的重要标志。月经初潮平均晚于乳房发育 2.5 年时间。月经来潮提示卵巢产生的雌激素足以使子宫内膜增殖，雌激素达到一定水平且有明显波动时，引起子宫内膜脱落即出现月经。由于此时中枢对雌激素的正反馈机制尚未成熟，即使卵泡发育成熟也不能排卵，故月经周期常不规律，经 5~7 年建立规律的周期性排卵后，月经才逐渐正常。

此外，青春期女孩发生较大心理变化，出现性意识，情绪和智力发生明显变化，容易激动，想象力和判断力明显增强。

初为人母的生育期

生育期是卵巢生殖功能与内分泌功能最旺盛的时期。一般自 18 岁左右开始，历时约 30 年，此期女性性功能旺盛，卵巢功能成熟并分泌性激素，已建立规律的周期性排卵。生殖器官各部及乳房在卵巢分泌的性激素作用下发生

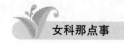

周期性变化。

《内经》说："女子七岁肾气盛，齿更发长。二七而天癸至，任脉通，太冲脉盛，月事以时下，故有子。……七七任脉虚，太冲脉衰少，天癸竭，地道不通，故形坏而无子也。"指出了女性的生育年龄为二七（14 岁）到七七（49 岁），并且指出女性最佳生育年龄为三七（21 岁）到四七（28 岁），而生育能力明显下降年龄为五七（35 岁）。

现代研究也显示，女性最佳生育年龄为 21~30 岁，35 岁生殖能力仅仅为 25 岁的 50%，38 岁生殖能力为 25 岁的 25%，40~42 岁女性生殖能力为 25 岁的 5%。所以，女性最好在 21~30 岁完成生育。

心烦意乱的绝经期

绝经期可分为绝经过渡期及绝经后期。

绝经过渡期是指从开始出现绝经趋势直至最后一次月经的时期。可始于 40 岁，历时短至 1~2 年，长至 10~20 年。此期卵巢功能逐渐衰退，卵泡数明显减少且易发生卵泡发育不全，因而月经不规律，常为无排卵性月经。最终由于卵巢内卵泡自然耗竭或剩余的卵泡对垂体促性腺激素丧失反应，导致卵巢功能衰竭。月经永久性停止，称绝经。

我国妇女平均绝经年龄为 49.5 岁，80% 在 44~54 岁之间。尽管人均寿命已明显延长，但绝经年龄却变化不大，暗示人类绝经年龄主要取决于遗传。

以往一直采用"更年期"一词来形容女性这一特殊生理变更时期。由于更年期定义含糊，1994 年世界卫生组织（WHO）提出废除"更年期"这一术语，推荐采用"围绝经期"一词，将其定义为从卵巢功能开始衰退直至绝经后 1 年内的时期。在围绝经期由于雌激素水平低下，可出现血管舒缩障碍和神经精神症状，表现为潮热、出汗、情绪不稳定、抑郁或烦躁、失眠等，称为绝经综合征。

绝经后期指绝经后的生命时期。在早期阶段，虽然卵巢停止分泌雌激素，但卵巢间质仍能分泌少量雄激素，后者在外周转化为雌酮，是循环中的主要雌激素。一般 60 岁以后妇女机体逐渐老化进入老年期。此期卵巢功能已经完全衰竭，雌激素水平低下，不足以维持女性的第二性征，生殖器官进一步萎缩老化。骨代谢失常引起骨质疏松，易发生骨折。

二、卵巢分泌的性激素及其作用

性激素的变化也有规律可循？

体内激素水平的变化，决定女孩儿一生的生长、发育、月经、孕育、绝经，决定女性性激素变化的是"下丘脑-垂体-卵巢性腺轴"，分别分泌促性腺激素释放激素、促性腺激素和雌激素、孕激素。

卵巢合成及分泌的激素主要是雌激素和孕激素及少量雄激素，此三者均为甾体激素。卵泡膜细胞为排卵期雌激素的主要来源，黄体细胞在排卵后分泌大量的孕激素及雌激素。雄激素（睾酮）主要由卵巢间质细胞和门细胞产生。

1. 雌激素　卵泡开始发育时，雌激素分泌量很少，至月经第 7 日卵泡分泌雌激素量迅速增加，于排卵前达高峰；排卵后由于卵泡液中雌激素释放至腹腔使循环中雌激素暂时下降；排卵后 1~2 日黄体开始分泌雌激素，使循环中雌激素又逐渐上升；于排卵后 7~8 日黄体成熟时，循环中雌激素形成又一高峰；此后，黄体萎缩，雌激素水平急剧下降，在月经期达最低水平。

2. 孕激素　卵泡期卵泡不分泌孕酮，排卵前成熟卵泡的颗粒细胞在促黄体生成素（LH）排卵峰的作用下黄素化，开始分泌少量孕酮（P），排卵后黄体分泌孕酮逐渐增加至排卵后 7~8 日黄体成熟时，分泌量达最高峰，以后逐渐下降，到月经来潮时降到卵泡期水平。

3. 雄激素　女性雄激素主要来自肾上腺。卵泡也能分泌部分雄激素，包括睾酮、雄烯二酮和脱氢表雄酮。卵巢内泡膜层是合成分泌雄烯二酮的主要部位，卵巢间质细胞和门细胞主要合成与分泌睾酮。排卵前循环中雌激素水平升高，一方面可促进非优势卵泡闭锁，另一方面可提高性欲。

正是这些激素的规律分泌，形成了月经及孕育。

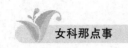

雌激素对女性有哪些作用？

雌激素是女性身体内重要的激素之一，对女性的作用主要体现在 10 个方面。

1. 子宫肌　促进子宫肌细胞增生肥大，使基层增厚；增进血运，促使和维持子宫发育；增加子宫平滑肌对缩宫素的敏感性。

2. 子宫内膜　使子宫内膜腺体和间质增生、修复。

3. 宫颈　使宫颈口松弛、扩张，宫颈黏液分泌增加，性状变稀薄，富有弹性，易拉成丝状。

4. 输卵管　促进输卵管基层发育及上皮的分泌活动，并可加强输卵管肌节律性收缩的振幅。

5. 阴道上皮　使阴道上皮细胞增生和角化，黏膜变厚，并增加细胞内糖原含量，使阴道维持酸性环境。

6. 外生殖器　使阴唇发育、丰满、色素加深。

7. 第二性征　促使乳腺管增生，乳头、乳晕着色，促进其他第二性征的发育。

8. 卵巢　协同促卵泡生成素（FSH）促进卵泡发育。

9. 下丘脑、垂体　通过对下丘脑和垂体的正负反馈调节，控制促性腺激素的分泌。

10. 代谢作用　促进水钠潴留；促进肝脏高密度脂蛋白合成，抑制低密度脂蛋白合成，降低循环中胆固醇水平；维持和促进骨基质代谢。

孕激素对女性有哪些作用？

孕激素也是女性身体内重要的激素之一，对女性的作用这要体现在 9 个方面。

1. 子宫肌　降低子宫平滑肌兴奋性及其对缩宫素的敏感性，抑制子宫收缩，有利于胚胎及胎儿宫内生长发育。所以，对胎停育患者测孕激素水平非常重要。

2. 子宫内膜　使增生期子宫内膜转化为分泌期内膜，为受精卵着床做好准备。

3. 宫颈　使宫口闭合，黏液分泌减少，性状变黏稠。

4. 输卵管　抑制输卵管肌节律性收缩的振幅。

5. 阴道上皮　加快阴道上皮细胞脱落。

6. 乳房　促进乳腺腺泡发育。

7. 下丘脑、垂体　孕激素在月经中期具有增强雌激素对垂体 LH 排卵峰释放的正反馈作用；在黄体期对下丘脑、垂体有负反馈作用，抑制促性腺激素分泌。

8. 体温　兴奋下丘脑体温调节中枢，可使基础体温在排卵后升高 0.3~0.5℃。临床上可以此作为排卵日期的标志之一。

9. 代谢作用　促进水钠排泄。

雌激素、孕激素的协同及拮抗作用

孕激素在雌激素作用的基础上，进一步促使女性生殖器和乳房的发育，为妊娠做准备，二者有协同作用；另一方面，雌激素和孕激素又有拮抗作用，雌激素促进子宫内膜增生和修复，孕激素则限制子宫内膜增生，并使增生的子宫内膜转化为分泌期。其他拮抗作用表现在子宫收缩、输卵管蠕动、宫颈黏液变化、阴道上皮细胞角化和脱落以及水和钠的潴留与排泄等方面。

女性也需要雄激素？

女性体内也有一定量的雄激素，这些雄激素的存在对女性起着重要的作用。

根据科学家的测算，成年女性体内每日的睾酮产量大约为男性的 1/20，血液中的含量约为男性的 1/10。女性体内的雄激素主要由卵巢和肾上腺产生，此外，卵巢合成雌激素的中间产物雄烯二酮在外周组织中也能被转化为雄激素。对于育龄期妇女，血液循环中的雄激素主要有睾酮、雄烯二酮和脱氢表雄酮，其中以睾酮的生理活性最强。

1. 雄激素在女性体内的作用

（1）雄激素是合成雌激素的前体，所以促进雌激素合成是女性体内雄激素的主要功能。

（2）维持女性正常生殖功能。

（3）保持女性阴毛、腋毛、肌肉及全身的正常发育。

（4）少女在青春期生长迅速，雄激素在其中也发挥了一定作用。

（5）维持女性正常的性欲、良好的情绪及保持记忆力、骨生长。

除此之外，雄性激素也能作用于肾和肾外组织，使促红细胞生成素增多，促进骨髓造血。因此，雄激素也可用来治疗再生障碍性贫血或者月经过多引起的贫血。

但是，如果女性体内雄激素分泌过多，则可抑制下丘脑对促性腺激素释放激素的分泌，对抗雌激素，使卵巢功能受到抑制而出现不排卵、闭经，甚至有男性化的表现。同时会导致内分泌失调，引发痤疮、多毛等症状，如多囊卵巢综合征。

2. **雄激素的副作用**　使用雄激素进行治疗时可出现雄性化作用，表现为痤疮，毛发增多，男性性欲增强，女性声音低哑、阴蒂肥大、乳房缩小、停经。容易出现肝功能损害，但停药后亦容易恢复，应用过程中注意复查肝功能。有时有水肿、腓肠肌痉挛及失眠，儿童易有阴茎勃起，骨骼成熟加速。

目前研究表明，在卵巢功能减退或围绝经期妇女中，雄激素与雌激素存在协同作用。雌激素缺乏时，由于性激素结合球蛋白的改变，可提高雄激素的生物利用度。绝经后女性，基于雄激素对骨骼的保护作用，研究推荐采用雌激素-雄激素结合治疗的方案更佳，但仅限于生理剂量，以避免雄激素过高的副作用。

总而言之，雄激素在女性的生长发育及生殖功能中都有不可或缺的作用，相关的机制以及与其他激素的相互作用还有待于进一步探讨。

三、月经与月经疾病

自我诊断正常月经的方法

月经是女性特有的生理现象，从青春期开始到绝经期要伴随女性数十年的时间。女性朋友们该怎么判断自己的月经是否正常呢？这就需要知道什么是月经以及正常月经的特点。

女性进入青春期后，伴随着卵巢的周期性排卵，卵巢分泌雌激素、孕激素的周期性变化会引起子宫内膜周期性脱落及出血，这就是月经。

规律月经的建立是生殖系统功能成熟的主要标志。子宫内膜修复脱落出现周期性变化，分为3个时期，分别为增殖期、分泌期和月经期。

正常月经具有周期性，因为月经会受到各种内、外因素的影响，所以月经周期、月经量不是一成不变的，会有一定的变化范围。在正常范围内，就属于正常月经来潮。

正常月经具有以下特征。

1. 月经周期　大多数女子的月经周期间隔为 21~35 天，平均 28~30 天，约有 20% 的妇女月经周期长短不一，只要在 20~36 天内均属正常。少数女性的月经周期一贯很长，会达到 40 天或者更长，但如果生理或生殖功能未受影响，仍应视为正常。

2. 行经天数　就是每次月经持续的时间，一般为 2~7 天，1 次月经的出血量为 30~80ml，若超过 80ml 则为月经过多。月经开始的最初 12 小时一般月经量少，第 2~3 天出血量最多，第 3 天后经量迅速减少。

3. 经血性质　经血在成分上与人体其他部位的血液没有什么区别，但经血含有子宫内膜组织碎片、黏液和前列腺素以及大量纤维蛋白溶酶，所以经血黏稠且不易凝固。

4. 伴随症状　月经期前后由于受体内激素水平、血管张力以及盆腔脏器

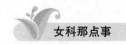

充血等因素的影响，会出现下腹及腰骶部下坠不适、子宫收缩疼痛、腹泻、乳房轻微的胀痛或触痛及焦虑、激动、头痛等精神症状。

❀ 经前期综合征 ❀

许多女性在月经期的前几天会感到身体和情绪方面出现一些与平时不一样的不适症状，对此一些人就很恐慌，担心自己是不是患上了某种疾病，是不是需要治疗。

月经前期由于受到体内激素水平的影响，很多人会产生一些症状变化。这种情况一般出现在月经前7~14天，一旦月经来潮或行经后症状立即消失。也就是说这些症状的出现与消失是有规律和周期性的，而周期又是与月经同步的。因此，我们也把它称之为经前期综合征。这些症状表现多种多样，因人而异，总结为以下几个方面。

1. 精神心理方面　容易烦躁、疲劳、激动、发脾气，紧张、焦虑、恐惧，情绪不稳定，抑郁、偏执等。

2. 行动方面　爱吵架、喜独处、健忘、注意力不集中，动作慌乱无章，厌倦生活、社交，不愿干家务或上班等。

3. 身体感受方面　乳房胀痛最多见，乳头敏感、触痛，头痛、头晕，腰酸、下腹坠胀，水肿、乏力、全身沉重感，大便习惯改变，痤疮、皮疹。

4. 其他表现　口渴，食欲改变，喜食甜食等；性欲改变，亢进或减低。有些妇女可能有类似更年期症状，如潮热、出汗、心悸、失眠等。

这些症状不是持续存在的，而是伴随着月经周期有规律地反复出现在月经之前。①症状约从月经前1周开始，由轻到重，月经来潮第一天症状明显减轻或消失；②症状从月经前10~14天开始，由轻到重一直持续到月经来潮；③月经中期出现1~2天不适，然后症状消失3~4天，至月经前1周左右症状又开始逐渐加重，月经来潮后逐渐消退；④月经前2周出现症状，迅速加重并持续到月经干净。

月经前生理和心理出现的一些变化是受到体内激素水平波动的影响而产生的正常现象，所以不用紧张，可以先进行自我调节，保持良好的心情、充足的睡眠、合理的饮食对缓解这些不适有一定作用。当以上症状影响到我们的正常生活时，可以去医院就诊治疗。

正常月经周期

在去看病的时候，很多女性朋友都会被问到月经史：月经周期是多长时间？或者说月经多长时间来 1 次？

通常情况下很多人会误将两次月经中间没有出血的时间当成 1 个月经周期，然后经期就"被提前"了。这样的算法是不正确的。

正常月经周期的计算是自月经来潮第 1 天起到下次月经来潮第一天，一般是 28~30 天，正常情况下提前或推后不超过 7 天。例如，马某，3 月 15 日月经来潮第 1 天，3 月 19 日月经结束，平时月经周期规律，下次月经 4 月 11 日来潮，那么她的月经周期就是 3 月 15 日至 4 月 11 日之间的天数，即 28 天。这是月经周期通俗的算法，但是每个人情况不完全相同，月经周期的天数不是绝对的，而是相对的，只要波动在正常范围内（一般提前或推后不超过 7 天）就属于正常现象。

什么是月经病？哪些情况属于月经不调？

月经病主要是由下丘脑-垂体-卵巢轴的功能不稳定或有缺陷所导致的月经不调，又称神经内分泌功能失调。包括初潮年龄的提前、延后及月经周期、经期与经量异常等变化。

月经不调是女性常见的妇科疾病，由于月经时间不规律，常常把人搞得精神紧张，给日常生活带来不少麻烦。月经不调种类很多，凡是月经的周期、经期、经量、经色、经质等方面发生异常现象都属于月经不调。比如说月经过多、月经过少、月经先期、月经后期、崩漏、月经先后不定期等都属于月经不调的范畴。

1. 月经过多　是指经血较平常量明显增多，而周期正常。一般经量 30~80ml，大于 80ml 甚至超过 100ml 称为月经过多。临床上出血量多，一般以使用卫生巾过多、量大、顺腿流如小便，超过原月经量 1 倍以上及有大血块为标准，亦称"经水过多"、"月水过多"、"经多"。

2. 月经过少　说的是周期基本正常，而经量明显减少，甚至点滴即干净。经期缩短至 2 天甚至是 1 天，经量极少。一般月经垫不能湿透或几乎不必使用，经血色淡。亦称"经行微少"、"经量过少"。

3. 月经先期　是指月经周期提前 7 天以上，甚至提前 10 余天。而且这种情况连续出现 2 个周期以上方能诊断。严重的月经先期会使患者 1 个月之内来 2 次月经，给患者带来非常大的麻烦。

4. 月经后期　表现为月经周期该来不来，延后 7 天以上，甚至 40~50 天来 1 次，且这种情况连续出现 2 个周期以上。俗称"经迟"、"经行后期"、"经期延后"等。

5. 月经先后无定期　指月经不按时来潮，或先或后，月经提前或错后超过 7 天，无规律可言，且这种情况连续出现 2 个周期以上。

6. 经期延长　月经周期基本正常，但行经时间超过 7 天，甚或淋漓半月才干净。

月经不调是妇科常见疾病，但是不能忽视其对身体造成的危害。因为月经不调往往提示女性可能患有生殖系统或内分泌系统的疾病。对本病的及时检查和治疗有助于避免一些隐蔽的严重妇科疾病的出现。

哪些因素会导致月经不调？

正常月经是女性健康的标志之一，近年来由于生活节奏的加快和生活方式、饮食结构的变化，出现月经不调者越来越多。其产生的原因多样，可以分为器质性和功能性两种，常见因素有以下几种。

1. 手术因素　人工流产后导致的月经不调。随着医疗水平的进步，人工流产现在越来越简单、安全和价格低廉，已经成为生育期女性首选的终止妊娠的方法。大部分患者手术后 1 个月可以恢复正常月经周期。但是少数女性因为自身子宫条件或是在手术中子宫内膜损伤较重，可在人工流产后出现经期延长及闭经等月经不调现象，这种情况一般在术后 2~3 个月恢复正常，少数人会持续更长时间，这时就需要做进一步的检查和治疗，以防止流产后遗症的出现。

2. 药物的副作用　长期服用某类药物会导致月经不调。如长时间使用避孕药会造成内分泌失调，从而引起月经延期；长期使用肾上腺激素会造成排卵异常，从而导致月经异常。多潘立酮可引起月经不调，导致停经或者排卵延迟等。

3. 神经内分泌功能失调　这种月经不调主要是下丘脑-垂体-卵巢轴的功能不稳定或有缺陷造成的。临床常见于垂体肿瘤、蝶鞍肿瘤或卵巢肿瘤等疾病。

4. 日常生活因素　不良的生活习惯和生活方式会造成月经不调，如经常熬夜、饮食不节（过饱、过饥、偏嗜、过热、过凉）、起居无常、劳累过度、感受风寒、烟酒嗜好等均是导致本病的原因。

5. 情志因素　中医有"七情内伤，则月经不调"，"心脾平和，则经候如常"的说法；亦有"怒伤肝"、"肝藏血，主疏泄"、"女子以肝为后天"的理论，认为情绪失常会伤及肝阴，最终导致血运失常。精神紧张、焦虑、急躁、易怒、恐慌、抑郁、悲伤等心理上的不良情绪都有引起月经不调的可能。

月经不调的原因复杂，了解该病的常见诱因对有效地预防本病有积极作用。希望女性朋友认真对待，尽早摆脱月经不调所造成的痛苦。

什么是月经量少？月经量少怎么办？

经常听到有女性朋友说自己来月经的时候最多只能用 1~2 片卫生巾，或者月经 2~3 天就干净了，月经量太少了，到底是怎么回事啊？该怎么办呢？

月经是女性青春的晴雨表。很多人认为月经量变少，卵巢功能就开始衰退了，人就容易变老。英雄迟暮，美人白头，似乎是每个人内心最大的悲凉。

究竟什么是月经过少呢？月经过少亦称经水涩少，是指月经周期基本正常，经量明显减少，甚或点滴即净；或经期缩短不足 2 天，经量亦少者。一般的正常月经出血量为 30~80ml，若少于 20ml 则为月经过少（有文献将月经过少定义为经量少于 5ml）。

临床上为了便于估计出血量，常以卫生巾的用量大概估计。有人做过实验，向一片常规型的卫生巾上面倒液体，发现完全浸透的时候需要 25~30ml。也就是说，每次来月经的时候只要能完全浸透一片卫生巾就不算月经过少。

那么月经量少该怎么办呢？明确造成月经量少的原因，才能采取有针对性的治疗措施。

1. 生理性原因　正常情况下，女性随着年龄的增大，卵巢储备功能会逐渐下降，卵子质量下降。即使卵巢能排卵，卵泡发育分泌的雌激素水平也会有所下降，这会导致子宫内膜生长不良，最终出现月经过少。

对策：自然衰老谁都逃不掉，老老实实接受现实才是正确的做法。

2. 内分泌功能紊乱　多囊卵巢综合征、高泌乳素血症、甲状腺功能异常

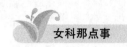

等疾病的发生，导致机体内分泌功能紊乱，子宫内膜生长欠佳，月经量少。

对策：积极治疗原发病。

3. 子宫内膜损伤　子宫内膜可分为功能层和基底层，功能层受卵巢性激素影响，出现周期性的脱落产生月经。基底层不受性激素影响，无周期性变化，损伤后不能再生。若人工流产损伤了功能层，导致子宫内膜变薄、纤维化或者宫腔粘连，则出现月经过少；若人流时不慎破坏了基底层，极可能导致闭经。

对策：避免人工流产，身体是自己的，一定要好好爱护，只有先自爱才能更好地爱他人。

4. 营养不良　月经的维持有赖于一定比例（17%～22%）的机体脂肪，若长期营养不良，身体脂肪含量<22%就不能维持正常月经，会出现月经量少。

对策：平时多吃一些健康有营养的食物，规律饮食。不要总想着减肥，要知道，胖子的世界也可以很精彩。

5. 精神应激　情志刺激，精神压抑、紧张、焦虑，过度劳累，天气寒冷等，这些原因所致的月经量少可能与应激状态下促性腺激素的分泌受到抑制所致。

对策："不以物喜，不以己悲"，保持良好心态，劳逸结合。

经期能过性生活吗？

很多夫妻都习惯了1周有几天性生活，尤其是新婚夫妻。可是月经期间可以有性生活吗？

答案是：不能，经期应尽量避免性生活！

（1）经期女性的免疫力很低，阴道原来具有保护功能的酸性分泌物被经血冲淡变成中性或碱性，局部防御功能减弱；经期子宫口张开，宫颈处原来具有防御功能的黏液栓消失，加之子宫内膜被破坏失去屏障作用，阴茎进入阴道时很容易就会将细菌带入女性阴道及子宫内，加之子宫及阴道内的残血是细菌生长繁殖良好的物质基础，细菌沿子宫内膜内的微小伤口和破裂的小血管扩散，就容易引起子宫内膜炎或输卵管炎等疾病而致不孕。

（2）经期阴道黏膜充血，性交摩擦易引起黏膜损伤。

（3）经期性生活可使局部充血，导致经期延长或经量增多。

（4）经期性生活，由于性兴奋时子宫收缩，很可能引起经血逆流到盆腔，导致子宫内膜异位症的发生。

（5）经期同房，因精子在子宫内膜破损处和溢出的血细胞相遇，甚至进入血液，可诱发机体产生抗精子抗体，从而导致免疫性不孕、不育症。

（6）经期同房可致经血及一些其他物质进入男性尿道，易引起尿道炎。

所以，经期是不能过性生活的！

数数那些女性在月经期不宜做的事

身为一个女性，不得不承认：女人真的很麻烦。这里的麻烦不是去哪儿都要装个小镜子、背个化妆包，而是每月总有那么几天不能随心所欲地做一些事情。

1. 洗澡　有些女性注重卫生，有每天洗澡的习惯，但是这种良好的卫生习惯在经期应该特别注意。目前统一的观点认为，经期采取淋浴或擦浴是可以的，但是禁止盆浴或坐浴。因为女性在经期受激素的影响，宫颈口稍张开，混有细菌和微生物的水液会流入阴道和子宫，此时子宫内膜剥脱出血，宫腔内会出现创面，阴道内有经血停留，血液是细菌良好的培养基。加之盆腔充血，全身或局部抵抗力低下，种种因素引起宫腔逆行性感染的可能性增高，所以月经期应禁止盆浴。

2. 运动　适当的体育运动对身体健康是有益的，月经期的体育锻炼可以进行，但应避免剧烈体育运动，尤其是在出血量多、痛经时，否则可引起月经量多、经期延长或闭经。在月经期剧烈运动，如踢足球、跳高、跳远、长跑等会诱发或加重经期的全身不适，甚至引起痛经和月经不调。另外，举重、举哑铃也不适宜在经期进行。故女性朋友经期最好暂时不去健身房，可选择慢走等较为温和的运动方式。

3. 性生活　经期不适于过性生活，经期性生活不利于健康。因为经期宫腔表面有创面，宫颈口微微张开，此时进行性生活，细菌很容易进入宫颈和宫腔，造成子宫内膜感染，进而引起子宫内膜炎。

4. 不适宜拔牙　在经期拔牙，出血量多，拔牙后会长时间留有腥味，影响食欲，导致经期营养不良。

5. 不宜做体检和妇科治疗　因为此时受激素水平的影响，一些检查难以得到真实结果。经期宫颈口松弛，身体抗病能力差，此时进行妇科检查容易

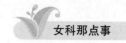

造成生殖器官炎症。另一方面，经期妇科检查因为受到出血影响而无法得到预期效果，故取环和上环、宫颈脱落细胞学检查、输卵管通液检查等均应避开月经期。

预防月经病应从哪些方面做起？

对于女性来说，自从月经初潮开始，便有可能被月经病困扰着。专家建议预防月经病要从平时做起，应该注意日常生活保健，在情绪、饮食、生活起居等诸多方面进行调养。预防月经病平时应该怎么做呢？

1. 了解月经常识　自月经初潮起就应学习、了解一些卫生常识，从平时做起。对月经来潮这一正常生理现象有一正确的认识，消除恐惧及紧张心理，可预防痛经和减轻疼痛的程度。注意经期卫生，防止经期感染。

2. 经期饮食禁忌　经前及经期忌食生冷寒凉之品，以免寒凝血瘀而致痛经加重；月经量多者，不宜食用辛辣香燥之物以免热迫血行，出血更甚。

3. 经期生活禁忌　经期应注意保暖，忌寒、凉、潮湿刺激，防止外邪侵袭；注意休息，减少疲劳，加强营养，增强体质；平时要防止房劳过度，经期禁止性生活。

4. 食疗调理月经　祖国医学注重起居饮食调摄，"药补不若食补"，患者可根据自己身体情况进行食疗以调理月经。除贫血的患者外一般人并没有必要在经期间进行特殊的调补，只要膳食结构合理就可以了。出血量大的女性可适当地食些大枣、山药、阿胶等补益气血的食物。

5. 保持舒畅的心情和良好的心态　情绪与疾病的关系近来逐渐为人们所重视，积极乐观的情绪不仅有助于疾病的恢复，还可以在一定程度上预防疾病的发生。尤其对于月经病而言，健康的心态可缓解经期紧张、焦虑给身体及精神上带来的不适，对预防月经病的发生、减缓发展、改善预后都有积极的作用。

月经不调患者的饮食生活调护

月经不调严重影响女性的健康，该病在治疗的同时应充分注意日常生活调护。良好的生活习惯对该病的预防和恢复有重要的意义，那么月经不调在日常生活中应该注意些什么呢？

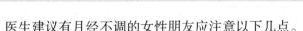

医生建议有月经不调的女性朋友应注意以下几点。

1. 适量运动　平常做到"春夏养阳，秋冬养阴；春防风，夏防暑，秋防燥，冬防寒"，顺应自然规律，合理适时地安排日常生活和劳动。劳逸结合，不熬夜，鼓励适当地进行体育运动以增强体质，提高机体抗病能力。

2. 注意饮食调护　因时、因地、因宜、因人协调配食。春季宜食辛凉疏散之物，夏季宜食寒凉滋润之物，秋季宜食平补温补之物，冬季宜食热性食物。饮食方面不提倡过饥或过饱，过凉或过热，饮食偏嗜；切忌过食辛辣刺激食物，过食肥甘厚味，嗜酒无度。另外，经期过食生冷寒凉食品可导致脾阳受损、寒凝血脉，出现痛经、月经过少甚至闭经。过度节食导致体内营养物质缺乏，雌激素合成障碍，从而影响月经来潮，所以不可盲目节食，为了追求外表美而给身体带来不良影响是我们不愿意看到的。

3. 注意保暖，避风寒　在经期应注意保暖，谨防受凉，尽量避免寒冷刺激或冷水洗澡、洗衣服、冒雨涉水、久卧湿地，这些都会造成寒凝血脉而出现月经过少甚至闭经，所以经期防寒避湿是应该特别注意的。经期不要参加剧烈运动，若参加运动，应快速擦干身上汗水并及时穿衣，勿吹凉风，注意保暖。月经期要注意避免水上活动。

4. 戒烟酒　酒精和烟中的有毒成分可干扰正常生理功能及引起内分泌失调，从而引起月经不调。有数据表明，长期吸烟的妇女可使生殖器萎缩、卵巢功能衰弱或绝经期提前，戒除烟酒对维持女性正常生理功能有重要作用。

5. 保持局部清洁　要保持外阴清洁，每晚用温开水清洗外阴，不宜坐浴或盆浴，提倡淋浴。内裤要勤洗、勤换，内裤洗后应用开水烫一下，然后在太阳下曝晒以杀菌消毒。

6. 禁行房事　经期由于子宫内膜剥脱出血，宫腔有创面，宫颈口稍张开，若在此期间行房事，容易将细菌带入阴道，导致生殖器官炎症。所以建议经期不行房事，防止妇科炎症的发生。

7. 调畅情志　经期要保持情绪稳定、心情舒畅，避免不良刺激，勿紧张焦虑，保证充足的睡眠时间，杜绝过度劳累，对缓解经期异常情绪有积极作用。

总之月经不调的治疗和预防需要医生和患者的共同努力。患者在日常生活中应该注意以上事项，积极配合药物治疗的同时重视生活调护，这样方能取得最好的治疗效果。

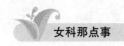

常用于调经的中成药有哪些?

1. 红花逍遥颗粒

【组成】当归　白芍　白术　茯苓　红花　皂角刺　竹叶　柴胡　薄荷　甘草

【功效】疏肝理气活血

【主治】用于肝郁气滞型月经不调。常见月经先后不定期，胸胁胀痛，头晕目眩，经前乳房胀痛。

2. 丹栀逍遥片

【组成】牡丹皮　栀子　当归　白芍　柴胡　茯苓　白术　生姜　薄荷　甘草

【功效】疏肝健脾解郁，清热养血调经

【主治】用于肝郁脾弱，血虚发热，两胁作痛，头晕目眩，月经不调。

3. 归脾丸

【组成】党参　白术　黄芪　茯苓　远志　酸枣仁　龙眼肉　当归　木香　大枣　炙甘草

【功效】补气养血，健脾安神

【主治】由于气血虚弱所致的月经不调。月经过少，色淡质稀，平素易头晕乏力，怔忡健忘，面色苍白或萎黄。舌质淡、苔白，脉弱。

4. 七制香附丸

【组成】香附　地黄　茯苓　当归　熟地黄　川芎　白术　白芍　益母草　艾叶　黄芩　山茱萸　天冬　阿胶　酸枣仁　砂仁　延胡索　艾叶　稻米　小茴香　人参等

【功效】开郁顺气，调经养血

【主治】用于气滞血瘀引起的月经不调。月经错后，胸胁胀痛，白带量多。

5. 血府逐瘀颗粒

【组成】桃仁　红花　当归　川芎　地黄　赤芍　牛膝　柴胡　枳壳　桔梗　甘草

【功效】活血祛瘀，行气止痛

【主治】主要适用于气滞血瘀所致的经期推后，月经量少，经血中有血

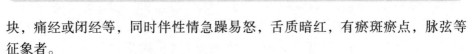

块，痛经或闭经等，同时伴性情急躁易怒，舌质暗红，有瘀斑瘀点，脉弦等征象者。

6. 益母草膏

【组成】益母草

【功效】活血调经，祛瘀生新

【主治】用于月经量少，痛经，产后腹痛。

7. 乌鸡白凤丸

【组成】乌鸡　鹿角胶　鳖甲　牡蛎　桑螵蛸　人参　黄芪　当归　白芍　香附　天冬　甘草　地黄　熟地黄　川芎　银柴胡　丹参　山药　芡实　鹿角霜

【功效】补气养血，调经止带

【主治】用于气血两虚，月经不调，腰酸腿软，崩漏带下。

8. 当归丸

【组成】当归　黄芪

【功效】养血补气，调经止痛

【主治】用于血虚症引起的月经不调、经来腹痛等症。

9. 艾附暖宫丸

【组成】艾叶　香附　吴茱萸　肉桂　当归　川芎　白芍　地黄　黄芪　续断

【功效】扶阳驱寒，调经暖宫

【主治】常用于阳气不足，阴寒内盛之月经不调、寒凝血瘀之痛经及宫寒不孕。

10. 苁蓉益肾颗粒

【组成】五味子　肉苁蓉　菟丝子　茯苓　车前子　巴戟天

【功效】补肾填精

【主治】肾精不足所致的月经量少，月经后期，伴有腰膝酸软，记忆力减退，头晕耳鸣等证者。

11. 妇科千金片

【组成】千斤拔　金樱根　穿心莲　功劳木　单面针　当归　鸡血藤　党参

【功效】清热除湿，益气化瘀

【主治】用于湿热瘀阻所致的月经不调、带下病，症见经期后错，经量

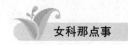

多、色深质稠，带下量多、色黄质稠、臭秽，小腹疼痛，腰骶酸痛，神疲乏力；慢性盆腔炎、子宫内膜炎、慢性宫颈炎见上述证候者。

12. 坤泰胶囊

【组成】熟地黄　黄连　白芍　黄芩　阿胶　茯苓

【功效】滋阴清热，安神除烦

【主治】用于绝经期前后诸证。阴虚火旺者，症见潮热面红、自汗盗汗，心烦不宁，失眠多梦，头晕耳鸣，腰膝酸软，手足心热；妇女卵巢功能衰退更年期综合征见上述表现者。

13. 定坤丹

【组成】具体药物不详

【功效】滋补气血，调经舒郁

【主治】滋补气血，调经舒郁。用于气血两虚、气滞血瘀所致的月经不调、行经腹痛。

14. 桂枝茯苓胶囊

【组成】桂枝　茯苓　牡丹皮　桃仁　白芍

【功效】活血化瘀消癥

【主治】妇人瘀血阻络所致癥块、经闭、痛经、产后恶露不尽；子宫肌瘤，慢性盆腔炎包块，痛经，子宫内膜异位症，卵巢囊肿见上述证候者；也可用于女性乳腺香囊性增生病属瘀血阻络症，症见乳房疼痛、乳房肿块、胸胁胀闷。

15. 大黄䗪虫丸

【组成】大黄　黄芩　甘草　桃仁　杏仁　芍药　干地黄　干漆　虻虫　水蛭　蛴螬　䗪虫（土鳖虫）

【功效】祛瘀生新，缓中补虚

【主治】由于瘀血所致的月经不调。妇女经闭，腹中有块，或胁下癥瘕刺痛。

调经常用的食疗方有哪些？

众所周知，很多药物的口味并非想象中的那么好，所以在疾病不是很严重的情况下，大部分人都会选择食疗。让我们一起来看看调经常用的食疗方有哪些吧。

1. 补气山药汤　黄芪、党参各 30 克（布包），淮山药 30 克，大枣 30 克，加水同煮熟，盐适量调味。去药包，饮汤，淮山药、大枣皆可食用。

适应证：气虚型月经不调。月经周期易提前，经量增多，疲倦乏力，食欲不振，常伴有肠胃消化功能不好或易腹泻的情形。面色苍白，舌质淡白，脉弱。

2. 四物乌骨鸡　熟地 15 克、当归 10 克、白芍 10 克、川芎 5 克、乌骨鸡半只、生姜 3 片，加水适量炖熟，再加入葱白数段后食用。

适应证：血虚型月经不调。此种体质的女性多患有贫血，经色较淡、质地较稀，面色苍白或萎黄，疲倦、头晕、心悸，舌质淡白、苔薄白，脉细弱。

此种类型的人，平时应多吃瘦肉、红凤菜或菠菜、番薯叶等绿色蔬菜或苹果、樱桃、葡萄等富含铁元素的食物。

3. 益母草蛋　益母草 15 克、鸡蛋 1 个，加水同煮。熟鸡蛋去壳，吃蛋饮汤。

适应证：血瘀型月经不调。月经易延后，经量过少或有血块，经血颜色紫或暗黑，月经来潮时小腹疼痛，血块排出后疼痛稍微减轻，严重者甚至不孕，常见于子宫内膜异位症患者。

4. 莲藕汤　莲藕 250 克，洗净切碎，加水煮熟，油盐调味，常服食。

适应证：血热型月经不调。月经提前、经量较多、质地较黏稠，平时容易心烦口渴、面色易发红，白带黄稠有异味，舌质偏红、苔黄，脉数。

除了遗传因素外，此种体质可因长期晚睡、熬夜或平时情绪过度激动，或爱吃辛辣的食物所造成。可多食用芹菜、莲藕、丝瓜等清凉性的食物，忌吃油炸、辛辣、刺激物，并宜于晚上 11 点前就寝。

5. 山楂荷叶饮　山楂、陈皮、荷叶各 10 克，加水煎汤，取汁代茶饮。

适应证：痰湿型月经不调。形体肥胖，胸口闷胀，月经易推后或经量少，常伴有白带较多的情形。

此类患者宜多食白萝卜、海带、荸荠、冬瓜、海参、海蜇皮等祛痰消脂的食物，少吃肥肉油炸等助长痰湿的食物。肥胖者宜少吃多动，减轻体重。

6. 银耳羹　银耳 10 克、枸杞 10 克、百合 10 克、红枣 12 枚，冰糖适量，加清水炖煮服食。

适应证：肾阴虚型月经不调。经血色较鲜红、质黏稠，午后两颧潮红，手足心热，易便秘，舌质红，脉细数。

此类患者也可多食白木耳、桑椹、梨、杨桃、乌梅等滋润的食物。

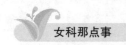

7. 苁蓉羊肉粥　肉苁蓉 10 克（布包）、羊肉 60 克、粳米 60 克，加油盐少许、葱白 2 段、生姜 3 片，共煮成粥常服（肉苁蓉有润肠的功能，故腹泻者不适用）。

适应证：肾阳虚型月经不调。经来无期、量多、色淡质清，畏寒、手脚冰凉，小便清长、尿频且夜尿多，舌质淡、苔薄白，脉沉细。

此类患者平时还可多食韭菜、胡桃等温热性食物。

那个令你苦不堪言的痛经，你了解吗？

痛经是指妇女在月经前后或经期出现腹痛、腰酸、下腹坠痛或伴有头痛、头晕、恶心、呕吐，甚至昏厥。中医也称"经行腹痛"。

痛经是妇科常见病和多发病。具有病因多样、容易反复等特点，多发于月经初潮的少女及未婚女性，严重影响广大女性的生活和学习。

目前临床常将其分为原发性和继发性两种。原发性痛经多指生殖器无明显病变者，故又称功能性痛经，多见于青春期少女、未婚及已婚未育者。此种痛经在正常分娩后疼痛多可缓解或消失。继发性痛经则多因生殖器官病变所致。根据疼痛程度，分为轻、中、重三度。

痛经严格来说属于一种症状而非独立疾病，但因该病症的表现独特，所以目前被单独列为一类疾病。

痛经的分型及其形成原因

痛经可分为原发性和继发性两种。

1. 原发性痛经　原因目前还不太明确，该型绝大多数在有排卵的月经周期建立后发生，最常见于未婚少女。可能与以下几种因素有关。

（1）内分泌因素。排卵后在孕激素作用下，分泌期子宫内膜能合成和释放较多的前列腺素，前列腺素可促进平滑肌收缩、痉挛，以致子宫缺血引起痛经。

（2）子宫内膜整块脱落、排出不畅亦可刺激子宫收缩产生痛经，此种痛经称为膜样痛经。

（3）大多数患者由于精神紧张，对月经生理认识不足，以致产生恐惧而疼痛。

2. 继发性痛经　主要是因为女性生殖器官发生病变而导致的痛经，又称器质性痛经。多见于以下原因。

（1）盆腔感染：盆腔炎、附件炎、子宫组织炎等均在月经期出现痛经；但非月经期也有盆腔痛，且月经期加重。当急性与亚急性发作时，则疼痛与月经周期无关系。

（2）子宫内膜异位症、子宫腺肌病：痛经的特点是进行性加重，病情较重者平时也有盆腔痛、性交痛。

（3）子宫肌瘤：子宫肌瘤除黏膜下肌瘤（有蒂）偶见有痛经，一般不会出现经行疼痛。若出现痛经时应检查有否子宫肌瘤变性。

（4）子宫阴道因素：子宫发育不良可由于子宫收缩力差或不协调引起痛经；子宫畸形、子宫过度倾屈、子宫颈口狭窄梗阻，可使经血流通不畅，造成经血潴留，从而刺激子宫收缩引起痛经。阴道横隔等机械性梗阻使血液排出不畅，子宫内膜息肉、残角子宫、子宫颈狭窄、处女膜无孔及放置宫内节育器亦可引起痛经。

痛经的疼痛有何特点？

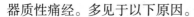

很多女性朋友都有痛经的烦恼，痛经的最常见症状是经期腹痛，但是所有经期腹痛都是痛经吗？痛经除了腹痛还有什么别的症状吗？

（1）痛经大多数开始于月经来潮或在阴道出血前数小时，常见表现为下腹部剧烈痉挛性疼痛，腹痛数小时后转为中度阵发性疼痛，该疼痛可持续1天，后随经血流通后腹痛逐渐缓解，疼痛多发生于下腹部，可向骶腰背部甚至大腿及足部放射，50%以上患者伴有全身症状，如乳房胀痛、肛门坠胀、胸闷烦躁、悲伤易怒、心惊失眠、头痛头晕、恶心呕吐、胃痛腹泻、倦怠乏力、面色苍白、四肢冰凉、冷汗淋漓、虚脱昏厥等。

（2）疼痛多为阵发性，疼痛性质多样，以胀痛、坠痛、绞痛为主。

（3）疼痛通常出现在女性经期或经行前后，有周期性出现的特点。

由此可见，痛经的主要症状是经期腹痛，同时可伴有一些消化道或精神方面的症状，了解痛经的主症和兼症，对准确诊断该病有一定意义。

为何痛经偏爱年轻女性？

青春期少女的痛经大多是功能性的，很少有器质性病变。原因与体质因

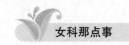

素、不注意经期卫生、子宫没有完全发育成熟、子宫内膜整块排出、精神情志因素等有关。

在孕激素的作用下，分泌期的子宫内膜能合成前列腺素，其作用能促使子宫的肌肉和血管收缩，帮助经血排出；但若分泌量过多，却会使子宫肌纤维发生强烈的痉挛性收缩，加上子宫肌壁缺血，从而引起疼痛。另一个重要原因是如果在行经时，子宫内膜不成碎片而是整块脱落，排出困难；或子宫颈口较狭窄，子宫过度屈曲，使经血不能顺利流出，均可引起子宫收缩，或发生痉挛性收缩而引起疼痛。

还有行经时缺乏对月经的正确认识，精神过度紧张，如临大敌、情绪波动很大，或身体虚弱缺乏锻炼，又对疼痛颇为敏感，且耐受力差，均是导致少女痛经多发的原因。

教你一些预防痛经的好方法

少女痛经大都是原发性，痛经的严重程度与情绪有关。恐惧、紧张、忧虑、郁闷都会使疼痛加重。痛经固然在月经过后会自然消失，但若不采取积极的预防措施，将会造成肉体和精神上的痛苦。但是很多女性都是忍忍就过去了，没有把痛经当成一种疾病来对待，认为婚后生了孩子后就好了。这种观点是错误的！痛经是一种疾病，是需要预防和治疗的，任其发展不仅会对生活和工作产生影响，长此以往还可能引起其他疾病。那么，少女痛经该如何预防呢？

1. **放松心情**　月经是一种正常的生理现象，来月经是生殖系统开始成熟的信号，因此不必顾虑，更不要紧张和恐惧，应该保持心情舒畅、精神愉快，做些自己喜欢做的事。把日常生活中的烦恼和不愉快的事情丢到脑后，不要记挂心上。这样，会使疼痛得到缓解。

2. **注意饮食**　某些食物会加剧肌肉紧张，特别不要多吃肉食，肉食有加重症状的作用。若在来月经前少吃肉类，有可能会减轻痛经程度。盐及糖精类食物也要少吃，这类食物食入过多可引起腹部及乳房的肿胀而不消退，故少食为好。巧克力、咖啡、可乐中的咖啡因使人精神紧张，带来不同程度的经期不适，所以女性在经期应避免摄入咖啡因。切忌食用过甜过咸的高热量食品，多食蔬菜水果、谷物等高纤维食物，适当摄入鸡肉、鱼肉，多饮水，保持大便通畅。钙、钾、镁等矿物质也可缓解疼痛，女性可在经前期增加钙、

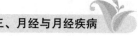

镁等微量元素的摄入量。

3. 增强体质 体质的增强对减轻或消除痛经大有好处。在月经期间，可在户外做柔和的保健体操。主要是活动腰部，同时对腹部进行按摩，也会使疼痛减轻。尤其在月经来潮前夕，进行适度的运动将使你在月经期间的痛苦大大减轻。练习瑜伽也有缓解痛经的作用，如弯膝跪下，坐在脚跟上；前额贴地，双臂靠着身体两侧向后伸直。保持这种姿势，直到感到不舒服为止。

4. 规律生活 平时生活要有规律，合理作息，劳逸结合，保证充足的睡眠时间，心情舒畅有利于身体健康和改善神经的疲惫状态。不要参加过重的劳动和剧烈运动。

5. 注意保暖 月经期间应注意保暖，不食生冷食物及冰冻饮料、不要受凉，反之会加重疼痛。保持身体暖和能加速血液循环，尤其是应防止下身受寒，否则会导致肌肉痉挛引发疼痛。疼痛发作时可对腹部进行热敷，每次5分钟，用以加速血液循环，减轻盆腔充血程度。适当多喝热水，有条件的可以饮用热的红糖鲜姜水，该方法不仅可以祛寒，还有利于减轻疼痛。

痛经是少女常见的问题，给女性带来了精神上的紧张和身体上的不适。痛经的出现与女性生理特点有关，也与日常生活习惯有很大关系。认识到该病症的危害，从思想上重视，从生活上调理，是预防痛经的关键所在。不要忽视痛经，及时治疗，做好预防，在日常生活中多注意细节，才能使痛经尽快痊愈。

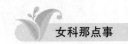

四、外阴与生殖道疾病

哪些因素容易导致外阴瘙痒？

外阴瘙痒是指阴蒂、小阴唇、大阴唇、会阴、肛周瘙痒。痒痛难忍，为阵发性或持续性，日轻夜重。严重影响患者的日常生活和学习，是女性常见外阴疾病。该病可见于任何年龄段的女性，常见原因有以下几个。

1. 局部原因

（1）特殊感染。如真菌性阴道炎和滴虫阴道炎是最常见的，阴虱、疥疮都可发生瘙痒。幼女肛周及外阴的瘙痒多由蛲虫病引起，一般在夜间发作。外阴白色病变又称慢性外阴营养不良，以外阴出现白色斑块、奇痒为主要症状。

（2）药物过敏与化学药品的刺激。如香皂、苯扎溴铵（新洁尔灭）、避孕器具、卫生巾、尼龙裤等化纤织品均可引起接触性皮炎，出现瘙痒。

（3）疾病。萎缩性阴道炎、慢性宫颈炎、宫颈息肉、膀胱炎、尿失禁等均可引起外阴瘙痒。

（4）扁平苔藓、慢性湿疹、脂溢性皮炎、银屑病、擦伤、股癣等。

（5）不注意外阴清洁卫生，使阴道分泌物、月经、尿液、汗液等污物积存，引起局部瘙痒。

2. 全身性原因

（1）糖尿病，黄疸，维生素 A、B 族维生素缺乏，贫血、白血病等亦可出现外阴瘙痒。

（2）妊娠期和经前期外阴局部充血，可导致外阴瘙痒。

（3）不明原因外阴痛痒。目前认为可能与精神心理方面因素有关。

诊断时详细询问病史及治疗经过，仔细进行全身检查和局部检查，必要时做阴道分泌物的培养、药敏试验或局部的病理学检查。

如果出现了外阴瘙痒，你可以这么做

若发生外阴瘙痒，不要紧张焦虑，注意好以下事项有助于减轻症状。

（1）首先要注意外阴部的清洁卫生，保持外阴清洁、干燥，不用肥皂等刺激性物品清洗外阴。

（2）尽量克制搔抓和摩擦患处。

（3）衣着要宽松透气，饮食忌辛辣刺激性食物、禁酒、忌食海鲜。

（4）注意避免情绪的抑郁和紧张。适当应用镇静药、抗组胺药调整情绪，减少忧虑和紧张，减轻瘙痒，但应在医生指导下进行。

（5）如发现阴虱，需要剔净阴毛，内裤要经开水煮沸杀虫，外阴涂擦杀虫止痒类中药。

若仍不能缓解症状，应去医院就诊，查出瘙痒的原因，针对病因治疗。治疗时要去除慢性病灶，因而要详细询问病史，积极寻找原因，做出相应处理，以达事半功倍之效。如因糖尿病所致的外阴瘙痒，积极控制糖尿病，瘙痒常可缓解。女性患者有滴虫阴道炎、真菌性阴道炎时也应及时对症治疗处理。

常见的外阴、阴道疾病及其特点

女性因为外阴的特殊生理结构，加之与尿道、肛门距离较近，容易出现一些外阴阴道疾病。该类疾病因为发生位置特殊，患者往往羞于就诊，结果不仅给自己带来了很大的痛苦，也给后期治疗带来了麻烦。常见的外阴阴道疾病如下。

1. 前庭大腺炎　该病特点是患侧外阴局部红、肿、热、痛，腺管开口处充血，脓肿形成时局部有波动感，并可见脓液自腺管口流出。可有发热，脓肿自行破溃时有脓液流出，脓液流出不畅、炎症持续不退时可反复急性发作。

2. 滴虫阴道炎　特点是阴道分泌物增多，呈泡沫样；若合并其他细菌感染，则阴道分泌物可呈脓性。外阴瘙痒、灼热感，外阴、阴道口充血，可见阴道黏膜有散在红色斑点。

3. 外阴阴道假丝酵母菌病　特点是阴部瘙痒、灼痛或性交痛、排尿痛。阴道分泌物增多，呈凝乳块或豆腐渣样。妇科检查可见外阴充血、水肿或皮肤皲裂、表浅糜烂、溃疡、小阴唇内侧及阴道黏膜附着白色膜状物，擦净后见黏膜红肿。

4. 细菌性阴道病　特点是临床主要表现为伴鱼腥臭味的阴道分泌物增多。检查见有灰白色均匀一致阴道分泌物贴附于阴道壁，阴道黏膜无炎症表现。

5. 尖锐湿疣　特点是病变出现前有不洁性接触史、配偶感染史或间接感染史。本病潜伏期长短不等，多为 1～8 个月，一般为 3 个月。通常无自觉症状，根据疣的生长部位和大小可有痒感、异物感、压迫感或疼痛。女性可有阴道分泌物增多。疣体表现多个粉红色、灰白色或灰褐色丘疹或乳头状、鸡冠状或菜花状突起的赘生物。少数呈巨大的乳头瘤样增殖型尖锐湿疣。好发于皮肤和黏膜交界处，如女性的生殖器、会阴或肛门周围，女性阴道、子宫颈也常见。偶见于口腔、乳房、直肠等处。

6. 生殖器疱疹特点　①原发性生殖器疱疹的潜伏期为 3～14 天；外生殖器或肛门周围有群簇或散在的小水疱，2～4 天后破溃形成糜烂或溃疡，自觉痒或疼痛；腹股沟淋巴结常肿大，有压痛；患者常有发热、头痛、乏力等全身症状；病程 2～3 周。②复发性生殖器疱疹。原发皮损消退后皮疹反复发作，较原发性的皮损轻，病程短。起疹前局部有烧灼感、针刺感或感觉异常。外生殖器或肛门周围群簇小水疱，很快破溃形成糜烂或浅溃疡，自觉症状较轻。病程 7～10 天。

7. 阴虱病　特点是有不洁性接触史或配偶感染史。阴毛部位及其附近瘙痒，搔抓引起抓痕，血痂或继发脓疱疮、毛囊炎等感染，有时被咬处可见灰色小斑点。在毛囊口可找到阴虱，毛根处可找到铁锈色虱卵。

8. 疥疮　特点是皮疹好发于皮肤薄嫩部位如手指缝及其两侧、腕部屈侧、下腹部及阴股部。为针头大小淡红色丘疹、丘疱疹，其附近有时可见疥虫在表皮内穿掘的灰白色或浅黑色隧道。自觉剧痒，尤以夜间为甚。同一家庭或集体中常有同样患者。

女性外阴阴道疾病发病率较高，该类疾病对患者的生活质量造成了很大的影响，有些疾病还具有传染性，所以要及时发现，及时治疗，不能讳疾忌医，延误病情。

什么是白带？正常白带是什么样的？

有人说"十女九带"，这句话正说明了"白带"在女性之中的常见。

青春期后卵巢开始发育，并分泌雌激素，以促进生殖器官的发育，这时就开始出现白带。在正常情况下，阴道和外阴经常有少量分泌物以保持湿润，称为生理性生殖道排液，俗称白带。

正常白带呈乳白色、无气味，其量、质与身体生理状况变化有关。它是由大阴唇汗腺、大小阴唇皮脂腺、前庭大腺、尿道旁腺等分泌液，阴道黏膜渗出物，宫颈腺体及子宫内膜分泌物等混合组成，且含阴道上皮脱落细胞、白细胞。白带中含有乳酸杆菌、溶菌酶和抗体，故有抑制细菌生长的作用。性行为过程中，白带会增多，对阴道有润滑作用，便于进行性生活。

女性一般月经中期白带增多，稀薄透明；在一些特殊的情况下白带会发生一些变化，例如在排卵前雌激素水平升高，可见到透明黏液状白带增多；排卵后白带又变黏稠，浑浊而量少；避孕药含有雌激素，服用后宫颈黏液增多，白带量大；孕期雌激素、孕激素水平上升，宫颈分泌黏液量也随之增多，会造成白带量增加。

异常白带有哪些？分别常见于哪些疾病？

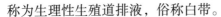

正常的白带应是无色透明的，淡黄色或白色的也属于正常范围，这是白带内含白细胞和阴道上皮而呈现的颜色，不是疾病引起的异常。想判断白带何时是正常的，从何时起是异常的，这很困难。但如果与平时不相同并有不适感时则有必要注意。白带的颜色、气味、量的异常增加等是作出判断的依据，因此，应仔细观察。常见异常白带有以下几种。

1. 透明黏性白带　外观与正常白带相似，但白带量显著增多，应考虑慢性宫颈炎、卵巢功能失调、阴道腺病或宫颈高分化腺癌等疾病的可能。

2. 灰黄色或黄白色泡沫状稀薄白带　为滴虫阴道炎的表现，常伴外阴瘙痒。

3. 凝乳块状或豆腐渣样白带　为真菌性阴道炎的特征，常伴严重外阴瘙痒或灼痛。

4. 灰白色匀质鱼腥味白带　常见于细菌性阴道炎，有鱼腥味，伴外阴轻度痛痒。

5. 脓样白带　色黄或黄绿、黏稠、多有臭味，为细菌感染所致。可见于急性阴道炎、宫颈炎、宫颈管炎。宫腔积脓、宫颈癌、阴道癌或阴道内异物残留也可导致脓样白带。

6. 血性白带　白带中混有血液，血量多少不一，应考虑宫颈癌、子宫内膜癌、宫颈息肉、重度宫颈炎或子宫黏膜下肌瘤等。放置宫内节育器亦可引

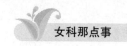

起血性白带。

7. 水样白带　持续流出淘米水样白带且奇臭一般为晚期宫颈癌、阴道癌或黏膜下肌瘤伴感染。间断性排出清澈、黄红色或红色水样白带，应考虑输卵管癌的可能。

总之，白带异常首先是自己能够感觉到的，有所怀疑就应及时就诊，积极治疗。尤其是出现血性或洗肉水样白带时应特别注意，不要忽视任何一点不正常现象。

阴道炎的初步自我诊断方法

阴道炎是阴道黏膜及黏膜下结缔组织的炎症，是妇科常见疾病。临床上以白带的性状发生改变以及外阴瘙痒灼痛为主要临床特点，也可见性交痛；感染累及尿道时，可有尿痛、尿急等症状。怀疑自己患了阴道炎的女性，可以根据以下常见症状先做一下初步自诊，然后到医院做进一步检查。

1. 真菌性阴道炎　是感染真菌引起的。医学上把真菌称为外阴阴道假丝酵母菌，因此真菌性阴道炎也叫外阴阴道假丝酵母菌病，症见带下量多，呈豆腐渣样，外阴瘙痒、灼痛、性交痛等，分泌物化验可找到真菌。

2. 滴虫阴道炎　是由感染阴道毛滴虫所致。症状为带下量多，黄稠臭秽，带有泡沫；外阴瘙痒、灼痛、性交痛等，检查分泌物可找到毛滴虫。

3. 细菌性阴道炎　病因大多为感染了厌氧菌。症状为阴道分泌物增多，呈灰黄色，稀薄，时常有恶臭味，显微镜下可找到较多的线索细胞。

4. 萎缩性阴道炎　是由于缺乏雌激素，阴道抵抗力降低，引起病原体感染所致。症见小便不适，外阴瘙痒、灼痛，多因毛滴虫、真菌、细菌、支原体感染所致。

如果出现了以上表现，很可能您已经患上了阴道炎，最好找医生明确诊断，及时治疗。

阴道炎的常见检查有哪些？

一旦发现患上阴道炎，在正规治疗前还要做以下检查以明确病因后方能正确有效地选用治疗措施。

1. 妇科检查　通过常规妇科检查，初步筛选可能性疾病，并取分泌物标本做必要的检查。

2. 阴道分泌物检查　检查阴道清洁度，是否有真菌、毛滴虫、细菌（线索细胞、脓细胞）感染。

3. 阴道分泌物培养　检查是由哪种病原菌感染，为医生提供准确的诊断依据。

4. 药物敏感试验　检测病原菌对哪种药物敏感，可以针对性用药，提高治疗效果。

5. 电子阴道镜检查　可放大 50 倍准确、清晰地观察阴道、宫颈等部位的有关病变，并准确选择可疑部位做活体检查，对子宫颈癌和癌前病变的早期发现、早期诊断有相当高的价值。

好好的白带怎么就成了"豆腐渣"？

小张，女，28 岁，因"外因瘙痒伴白带量多有异味 1 周"到医院妇科门诊就诊。详细询问病史后，医生给小张开了白带常规检查，在取白带的时候发现她的白带量很多，并且看起来很像豆渣样。小张很疑惑：为什么会出现这种状况呢？

真菌性阴道炎是妇科最常见的女性阴道炎症，其典型症状是阴道瘙痒，白带量多味臭，呈豆腐渣样。为什么女性易患本病呢？本病的发生与哪些因素有关呢？以下因素导致了本病的发生。

1. 抵抗力下降　真菌可潜伏在人体的肠道、口咽、阴道黏膜及皮肤上，平时不会发病，当人体抵抗力下降或缺乏 B 族维生素及长期使用抗生素类药物或免疫抑制剂时，患上真菌性阴道炎的概率会成倍增加。

2. 不良生活习惯　袜子与内裤同洗，与真菌性阴道炎患者同用一个浴盆，有造成交叉感染的可能。有些女性过度讲究卫生，每天要清洗外阴 2～3 次，每次都用冲洗器或手清洁阴道，其实这种做法是错误的，因为阴道内自然环境呈弱酸性，又有许多菌群共同存在，菌群间的相互制约作用能抑制某种菌属过度生长而致病，这是人体的一种自然防御系统，过度清洗阴道无疑将阴道的弱酸环境和菌属间的相互制约关系破坏了，使阴道上皮的抵抗力下降，引起真菌或其他细菌所致的阴道炎。如果日常生活中有不正确的卫生习惯，如大便后卫生纸从肛门往尿道方向擦，会将肠道的细菌带到外阴，经阴道上传导致感染。

3. 长期使用抗生素　人类体内的细菌与真菌存在一个平衡制约的关系，长期大量使用抗生素，细菌数量大幅度减少，改变了阴道内微生物之间的相互制约平衡，反而容易使真菌得以繁殖从而引起感染。

4. 穿紧身牛仔裤或不透气的尼龙裤等　穿紧身牛仔裤、不透气的裤子容易引起外阴温度和湿度升高，有利于真菌的生长繁殖，导致阴道炎的发生。另外，洗过的内裤如果挂在阴暗潮湿处等均有诱发真菌性阴道炎的可能。

5. 不洁性生活　不洁的性生活会破坏阴道的内部环境，如配偶包皮过长容易滋生真菌，可通过性生活传染给女方，从而导致阴道炎发生。故建议包皮过长的男性应做到每天清洗外生殖器，积极治疗包皮龟头炎，有条件的最好行包皮环切术，这样将大大减少女方阴道炎的发病率。

阴道炎患者日常生活中的一些注意事项

阴道炎是妇科常见疾病，该病发病率高、易反复，给患者带来很多生活上的不便和身体上的痛苦。阴道炎患者平时应该注意以下事项。

（1）不要过度使用消毒水或清洁剂清洁阴道，否则会破坏阴道内环境造成阴道损伤；建议平时用温水清洗阴道。勤换内裤，而且最好穿宽松的棉质内裤，以保持阴道透气、干燥。避免不洁性生活，以免造成意外的病原体感染。

（2）饮食避免辛辣刺激的食物，如辣椒、胡椒、茴香、花椒、八角、洋葱，及油条、烤羊肉、烤鸡、油炸鹌鹑、炸猪排、油炸鸡翅等；还应禁止吸烟、饮酒、食用海鲜等发物和甜腻厚味等食物。以防加重对黏膜的刺激、增强腺体的分泌而导致阴道充血渗出，加重炎症症状。平时应多喝水，多吃新鲜的水果、蔬菜。

（3）切勿滥用药物，如细胞毒类药物、抗生素、激素、免疫抑制剂等，否则将造成人体内生态平衡破坏，导致免疫力低下从而诱发阴道炎症。

（4）锻炼身体，提高免疫力，保持心情愉快，生活作息有规律将有助于人体正气水平的提高，增强自身的抗病能力。

（5）注意性生活卫生，保持固定的性伴侣。性生活前后双方都要清洗外生殖器，若男方包皮过长建议尽早行包皮环切术，防止性生活时男女双方的交叉感染。

如果能够做到以上注意事项，将有助于阴道炎早日康复并能避免其反复发作。

五、盆腔及附件炎症

女性的难"炎"之隐——盆腔炎

对于盆腔炎很多女性都不陌生，甚至不少人都被盆腔炎所困扰，但当被问及盆腔炎究竟是一种什么疾病时，她们往往并不能准确地回答。

盆腔炎是指女性上生殖道及其周围组织的炎症，主要包括子宫内膜炎、输卵管炎、输卵管卵巢脓肿、盆腔腹膜炎。炎症可局限于一个部位，也可同时累及几个部位，最常见的是输卵管炎。

盆腔炎多发生在性活跃期、有月经的妇女，初潮前、绝经后或未婚者很少发生盆腔炎。若发生盆腔炎也往往是邻近器官炎症的扩散。按其发病过程、临床表现可分为急性与慢性两种。急性盆腔炎常有急性感染性疾病病史，症状为下腹疼痛、腹肌紧张伴压痛、反跳痛，可见心率增快、发热、食欲缺乏、腰部酸痛、恶心呕吐及阴道大量脓性分泌物等；有脓肿形成时可触及下腹部包块及压迫刺激征。慢性盆腔炎常因急性盆腔炎治疗不彻底而致，常见症状为时有低热、乏力、下腹疼痛、月经异常等。

盆腔炎未能得到及时正确的治疗，则会由于盆腔粘连、输卵管阻塞，导致不孕症、输卵管妊娠、慢性盆腔疼痛、炎症反复发作等盆腔炎性疾病后遗症，严重影响女性健康，给患者及其家庭带来巨大的痛苦。

哪些原因容易导致盆腔炎？

女性由于生殖道的解剖和生理特点，容易受到外界因素影响而发生盆腔炎症。盆腔炎是子宫、输卵管、卵巢炎症的总称。常见的原因有以下几种。

1. 妇科手术后感染　一些常见妇产科手术，如人工流产术、节育环取放、输卵管通液术及造影术、子宫内膜息肉或黏膜下子宫肌瘤摘除术时，如果消

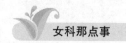

毒不严格或原有生殖系统慢性炎症，即有可能引起术后感染。所以建议广大女性朋友再行上述手术时要选择正规医院，不能认为手术小、图便宜而到不正规的医疗机构治疗，从而导致医源性感染。也有的患者手术后不注意个人卫生，或术后不遵守医嘱，短期继续性生活，同样可以使细菌上行感染，导致盆腔炎的发生。

2. 性活动与年龄　该病多发于性活跃期妇女，尤其是初次性交年龄小、有多个性伴侣、性交过频以及性伴侣有性传播疾病者。因此女性应该洁身自爱，保持固定的性伙伴，当发现对方有生殖器官炎症或性传播疾病时应禁止性生活，待男方治愈后方可同房。

3. 下生殖道感染　某些性传播疾病，如淋病、衣原体感染、细菌性阴道炎都与盆腔炎发生密切相关。当患有这些疾病时应该尽快治疗，以防其导致盆腔炎症的发生。

4. 月经期不注意卫生　使用卫生标准不合格的卫生巾或卫生纸，再加上经期性生活，就会导致阴道内环境发生变化，会给细菌提供逆行感染的机会，从而导致盆腔炎的发生，故经期绝对禁止性生活。

5. 邻近器官的炎症蔓延　最常见的是发生阑尾炎、腹膜炎时，由于它们与女性内生殖器官毗邻，炎症可以通过直接蔓延引起女性盆腔炎症。患慢性宫颈炎时，炎症也能够通过淋巴循环引起盆腔结缔组织炎。

6. 产后或人工流产术后感染　患者产后或人工流产术后体质虚弱，宫颈口经过扩张后尚未很好地关闭，此时阴道、宫颈中存在的细菌有可能上行感染盆腔；如果宫腔内尚有胎盘、胎膜残留，则感染的概率更高。

7. 既往盆腔炎病史　资料显示，有过盆腔炎病史的患者治愈后再发病的概率是正常人的 20 倍。以往认为这是慢性炎症的急性发作，现在认为是再次感染。之所以容易再感染是因为输卵管上皮既有损害，加之对病原体比较敏感，以及局部防御机制障碍。性伴侣未予治疗亦是重要感染因素。

盆腔炎对生育有影响吗？

对于一些还没有生育的女性来说，得了盆腔炎都很担心是否会影响生育能力。得了盆腔炎会影响生育吗？经常有女性朋友在生殖科门诊咨询这个问题。

盆腔炎往往是由一种以上病原体所致的混合性感染。病原体可以通过血液或淋巴传播，也可由附近的组织或器官直接蔓延而来，但绝大多数的盆腔炎都是阴道内的病原体沿黏膜面上行达盆腔器官引起的。生殖器官及周围组织的炎症往往不是孤立的，而是相互影响，同时出现炎症。患盆腔炎后，如果累及输卵管，可造成输卵管管腔粘连，严重时出现完全阻塞，进而影响日后的妊娠，导致不孕；如果炎症仅限于盆腔结缔组织，输卵管未受累，则不影响生育功能。急性盆腔炎有明显的发病原因，如治疗及时彻底，一般能治愈；急性炎症未能彻底治疗转为慢性或病情没有得到足够重视，往往会导致女性不孕。严重时，会在子宫和直肠中形成脓肿，导致腹腔粘连，输卵管粘连及封闭，卵子不能正常排出，输卵管输送功能受到影响而发生不孕。

可见盆腔炎对女性的危害是巨大的。因此专家提醒，女性得了盆腔炎对生育是会有影响的。因此，建议女性患者在患有盆腔炎期间一定要积极治疗，彻底治愈后再进行受孕，并且做好术后的防护措施。

诊断盆腔炎可以做哪些检查？

盆腔炎的诊断一方面看临床症状，另一方面需要借助一些必要的检查手段，常见的检查方法有以下几种。

1. 超声波检查　主要是 B 型超声波检查，通过声波的反射判断输卵管、卵巢及包块或脓肿形成的敏感性和特异性均较高，该检查方便简单，费用低廉，无辐射损伤，是诊断盆腔疾病首选检查手段。但该检查存在一定局限性，如对轻度或中度的盆腔炎敏感性不高，容易漏诊。

2. 分泌物涂片检查　取样标本可为阴道、宫颈分泌物，或尿道分泌物，或腹腔液，直接做成薄层涂片，干燥后常规染色镜检。该方法简单直观，对判断炎症致病菌有一定帮助。

3. 后穹隆穿刺　后穹隆穿刺是妇科急腹症最常用且有价值的诊断方法之一。通过穿刺得到的腹腔或子宫直肠窝分泌液，如正常腹腔液、血液、脓性分泌物或脓汁进行镜检，必要时行细菌培养，有助于判断致病菌属。

4. 病原体培养　标本来源同分泌物涂片检查，应立即或在 30 秒内将其接种于 Thayer-Martin 培养基上，置 35℃温箱培养 48 小时，以糖酵解进行细菌鉴定。细菌学培养还可以得到其他需氧菌株和厌氧菌株，并作为选择抗生素的依据。

5. 男性伴侣的检查　这有助于女性盆腔炎的诊断。可取其男性伴侣的尿

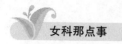

道分泌物直接涂片染色或培养淋病奈瑟菌，如果发现阳性，则是有力的佐证。特别是无症状或症状轻者，若发现有较多的白细胞时亦提示男方存在感染，应积极治疗。

6. 腹腔镜检查　如果不是弥漫性腹膜炎，患者一般情况尚好，腹腔镜检可以对盆腔炎或可疑盆腔炎以及其他急腹症患者施行，腹腔镜检查不但可以明确诊断和鉴别诊断，还可以对盆腔炎的病变程度进行初步判定。该检查特异性高，但该方法对检查人员和设备要求较高，临床推广困难。

注意这5点，拒做"炎"女人

盆腔炎虽然是一种女性朋友较为常见的妇科疾病，但若平时做好日常防护是能最大限度降低发病率的，良好的生活习惯是预防和治疗本病的关键，那么我们平时应注意什么呢？专家建议须注意以下几点。

（1）注意个人卫生，尤其注意外阴卫生。加强经期、产后的个人卫生，勤换内裤及卫生巾。经期应避免受风寒，不宜过度劳累；经期避免性生活，以免感染。人工流产手术、妇科手术及分娩后应加强卫生护理，多摄入高蛋白质食物以加强营养，增强抗病能力。

（2）多吃清淡的食物，如多食鱼肉、鸡蛋、牛奶、豆腐、菠菜等高蛋白质及含铁类食物；忌食生冷和刺激性的食物，如辣椒、胡椒、麻辣烫等。多喝水，少喝饮料、咖啡等饮品。

（3）若无特殊需要，尽量避免不必要的妇科检查，以免扩大感染，导致炎症扩散。

（4）性活动频繁的女性应该进行有规律的性活动，性生活时尽量采取避孕措施，最好使用避孕套，以减少盆腔炎的发生。

（5）不滥用抗生素。部分盆腔炎患者稍有不适就自己买些抗生素服用，殊不知抗生素的使用是有严格的指征的，长期不规范地使用抗生素只会带来副作用，如细菌耐药性增加、生殖道菌群失调，进而引起阴道炎症，加重病情。

慢性盆腔炎的治疗方法有哪些？

慢性盆腔炎是指女性内生殖器及其周围结缔组织、盆腔腹膜的慢性炎症。

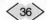

其主要临床表现为月经紊乱、白带增多、腰腹疼痛及不孕等。慢性盆腔炎的疗程比较长，因此治疗起来要比急性盆腔炎更复杂，中药综合疗法治疗效果尚好，另外慢性盆腔炎患者应注意个人卫生，加强体育锻炼、注意劳逸结合，从而提高机体抗病能力，以避免该病发生。下面介绍几种治疗慢性盆腔炎的方法。

1. 一般治疗　解除患者思想顾虑，增强治疗的信心，增加营养，锻炼身体，注意劳逸结合，提高机体抵抗力。注意饮食，不要吃辛辣、油炸食品，起居规律，注意卫生，改善性生活。

2. 耳穴按摩　选取特定的耳穴，如内生殖器、盆腔、肾上腺、内分泌、交感等，施以按、捻、摩等手法刺激 10 分钟，每日 3~5 次，长期坚持，有一定疗效。

3. 药物治疗　治疗慢性盆腔炎除了消除盆腔瘀血，消炎抗菌也是重要一方面。两法合用，既能消除炎症，又有利于瘀血水肿的消退，可以加快治愈盆腔炎。中药治疗该病有一定的优势，慢性盆腔炎以湿热型居多，治则以清热利湿、活血化瘀为主。方药：丹参 18 克、赤芍 15 克、木香 12 克、桃仁 9 克、金银花 30 克、蒲公英 30 克、茯苓 12 克、牡丹皮 9 克、生地黄 9 克；痛重时加延胡索 9 克。有些患者为寒凝气滞型，治则以温经散寒、行气活血为主。常用桂枝茯苓汤加减；气虚者加党参 15 克、白术 9 克、黄芪 15 克。

4. 物理疗法　温热的良性刺激可促进盆腔局部血液循环，改善组织的营养状态，加快新陈代谢，以利炎症的吸收和消退。常用的有短波、超短波、离子透入（可加入对症中药）、蜡疗等。

5. 其他药物治疗　在用抗炎药物时，也可同时采用 α-糜蛋白酶 5mg 或透明质酸酶 1500U，局部封闭注射，隔日 1 次，5~10 次为 1 个疗程，以利粘连和炎症的吸收。个别患者局部或全身出现过敏反应时应停药。在某些情况下，抗生素与地塞米松同时应用，口服地塞米松 0.75mg，每日 3 次，需要注意的是停药时应逐渐减量，不可突然停服，以防肾上腺功能减退。

6. 手术治疗　如有输卵管积水或输卵管卵巢囊肿可行手术治疗；存在小的感染灶，反复引起炎症发作时也宜手术治疗。手术以彻底治愈为原则，避免遗留病灶再有复发的机会，行单侧附件切除术或子宫全切除术加双侧附件切除术。对年轻妇女应尽量保留卵巢功能。慢性盆腔炎单一疗法效果较差，采用综合治疗为宜。

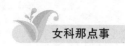

几个治疗盆腔炎的物理疗法

盆腔炎除了输液及口服消炎药治疗外，还有很多物理疗法，如红外线照射、中药离子导入、穴位注射、针灸、拔罐等，下面介绍几种常用的物理疗法，盆腔炎患者可根据自身情况进行选择，合理应用。

1. 红外线照射　主要是用特定电磁波谱治疗器（简称 TDP，俗称"神灯"）治疗。它采用远红外辐射片，通电后辐射片迅速产生热量，并辐射出可达人体较深部位的远波段红外线，可使局部血管扩张，增强血液循环，改善组织代谢和营养状态，增强免疫功能、吞噬细胞功能和血管通透性，有利于炎性渗出物的吸收，因此能达到消肿、止痛、活血、止痒等治疗目的。

2. 中药离子导入　通过这种方法，可以促进血液循环，改善组织营养状态，加速新陈代谢，促进炎症的吸收。常用的中药有败酱草、白花蛇舌草、牡丹皮、赤芍、桂枝、乳香、没药等。

3. 穴位注射　将适量的药物注入穴位、压痛点、反应点中，能更充分地发挥药效，通过针刺及药物的双重作用刺激经络穴位，从而达到治愈疾病的目的。

4. 针灸　此种方法通过经络间的相互传导，疏通经络，促进经脉气血流通，加速新陈代谢，促进炎症的吸收。应用时应结合患者自身具体情况选取不同的穴位，如气滞血瘀型取三阴交、合谷、血海、太冲穴针刺，用泻法，每日 1 次，每次 30 分钟；湿热壅结型取中极、阴陵泉、合谷、胆结穴针刺，用泻法，每日 1 次，每次 30 分钟。

5. 拔罐　可以根据患者体质及证型，循经取穴，针灸与拔罐相结合治疗，使病邪从外而解。如湿热蕴结者可先拔罐后刺络，气滞血瘀者可先刺络后拔罐。

盆腔炎的中药热敷治疗

中药热敷疗法能通过温热效应和药物的渗透作用，促进盆腔局部血液循环，达到消炎和消除盆腔粘连的功效，并且该方法具有简单方便、容易操作的优点。

1. 大青盐（粗盐）热敷　大青盐 500g 左右，加少许生葱（衡量温度），

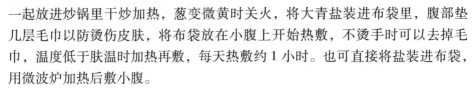

一起放进炒锅里干炒加热，葱变微黄时关火，将大青盐装进布袋里，腹部垫几层毛巾以防烫伤皮肤，将布袋放在小腹上开始热敷，不烫手时可以去掉毛巾，温度低于肤温时加热再敷，每天热敷约1小时。也可直接将盐装进布袋，用微波炉加热后敷小腹。

2. 中药热敷　紫花地丁、野菊花、败酱草、红藤、赤芍、丹参、蒲公英等药物装进布袋里，经蒸锅蒸热后，隔毛巾敷在小腹上，每天1次，每次约1小时。

盆腔炎的灌肠方法有哪些?

中药保留灌肠法已经在临床上应用多年，是一个较好的给药途径，主要是利用肠壁的半透膜的渗透性使药物快速吸收，起到治疗作用，特别对邻近的器官，如盆腔、腹腔等作用更为显著，因此慢性盆腔炎在非经期采用此法治疗效果较好。

方法一：当归、川芎、炒桃仁、炮姜、丹参、益母草、败酱草、乳香、没药、炙甘草等，水煎200ml，分2袋，每日1袋，直肠滴入。

方法二：红藤、丹参、牡丹皮、香附、延胡索、鱼腥草、败酱草等，水煎200ml，分2袋，每日1袋，直肠滴入。

灌肠药物大多具有活血化瘀的功效，所以最好选择月经完全干净后3天进行，通常一疗程为5天。灌肠前注意排空大便，以免增加腹压；灌肠后注意抬高臀部，以加强药物的吸收，增加疗效。

你的"附件"还好吗?

女性内生殖器官中，输卵管、卵巢被称为"子宫附件"，简称"附件"。因此，附件炎是指输卵管和卵巢的炎症，但由于输卵管、卵巢的炎症常常合并有宫旁结缔组织炎、盆腔腹膜炎，且在诊断时较难区分，因此，盆腔腹膜炎、宫旁结缔组织炎也被划入附件炎的范畴。在盆腔器官炎症中，通常以输卵管炎最常见，因为解剖部位相互邻近，因此往往造成输卵管炎、卵巢炎、盆腔腹膜炎同时存在且相互影响。

附件炎分为急性和慢性两种。慢性附件炎是女性内生殖器，包括子宫、输卵管、卵巢及其周围的结缔组织、盆腔腹膜发生感染的总称。多与自然生

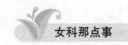

产、剖宫产、流产、各种妇科手术及放置宫内节育器有关。急性附件炎为输卵管炎、卵巢炎同时发作。其中以输卵管炎常见，多发于育龄妇女。典型症状有下腹疼痛并伴有发热、寒战等全身性症状。急性附件炎属妇科急症，需要尽早使用抗生素治疗。

哪些原因易引起附件炎？

附件炎是致病微生物侵入生殖器官后引起输卵管、卵巢感染的常见疾病。未婚、已婚女性均可发生该病，若得不到及时有效的治疗，会对患者的身体健康产生较大的危害，避免容易造成附件炎的常见原因对有效预防本病发生有重要作用。引起附件炎的常见原因多见于以下几种。

1. 经常穿紧身衣裤　女性为追求形体美丽喜穿紧身衣裤，这些紧身衣裤不利于皮肤排汗和保持皮肤干燥，容易滋生细菌导致感染发生。尤其是紧身内裤或丁字裤会紧绷于身体，造成阴道分泌物排泄不畅，外阴潮湿，致病菌上行感染从而造成阴道炎症，最终波及输卵管和卵巢，导致附件炎的发生。

2. 性生活过度　适度的性生活有益于男女双方的精神和身体健康，但是过于频繁的性生活会给身体带来负面作用。性兴奋时阴道、子宫充血，阴道口、宫颈口扩张，容易导致细菌等微生物的感染。性生活时机械性刺激改变了黏膜状态，降低了其抗病能力。性生活还会改变阴道内环境造成阴道自洁功能下降从而诱发炎症的出现。男性包皮内的污物也会通过性交带入女方阴道而导致炎症的发生。

3. 不洁性生活　不洁性生活会导致某些性传播疾病，如淋病、支原体、衣原体的感染，微生物可以沿生殖道向上蔓延，引起输卵管、卵巢炎症。

4. 经期保健不良　女性月经期身体抵抗力下降，阴道分泌物增多，此时如果不注意经期卫生或月经期性交等均会诱发生殖器官炎症的出现。

5. 妇科手术和宫内操作感染　在进行妇科手术和宫内操作时，如行人工流产术、节育环的取放、宫腔镜检查、妇科检查、输卵管通液或造影术等，由于灭菌消毒不严格或手术操作不规范而引发附件炎。

6. 分娩或流产　分娩或流产后由于抵抗力下降，病原体经生殖道上行感染并扩散到输卵管、卵巢，继而整个盆腔，引起炎症。

7. 感染血行传播　当身体其他部位有感染未经及时治疗或治疗效果不佳时，病原菌可经血行传播至附件而引起输卵管或卵巢炎症。

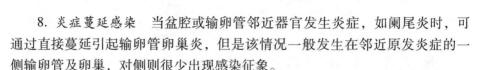

8. **炎症蔓延感染**　当盆腔或输卵管邻近器官发生炎症，如阑尾炎时，可通过直接蔓延引起输卵管卵巢炎，但是该情况一般发生在邻近原发炎症的一侧输卵管及卵巢，对侧则很少出现感染征象。

怎样预防附件炎？

附件炎是女性的多发疾病，其病情可长期迁延，并可引起输卵管内膜水肿粘连，使输卵管堵塞，从而继发不孕症或导致宫外孕的发生。所以预防附件炎，平时需做好以下几点。

（1）女性在过性生活时，应注意自己及性伴侣的个人卫生。行房事前，需清洗男女双方的外生殖器，防止病菌的入侵。当女性阴道有出血症状时，应禁止性生活。

（2）女性应注意自己的外阴卫生及个人清洁卫生，注意防止来自洁具及卫生间内的感染。

（3）平时应注意体育锻炼和健康保健，加强月经期、人工流产术后、分娩后的身体功能锻炼；增强自身体质，增加免疫力和抗病能力，减少患病的机会。

（4）需进行人工流产术、分娩术、取放宫内节育器术及其他宫腔内手术时，应选择正规医院，手术器械应按要求进行严格消毒，避免经手术将致病菌带入阴道及子宫，造成医源性感染。

（5）患有急性输卵管病症的女性患者，要及时到医院治疗，卧床休息，减少运动，以防止和限制炎性液体因体位变化而向周围扩散。进食宜选用高营养、易消化、富含维生素的食品，禁食酒、辣椒、胡椒等辛辣刺激性食物。

（6）女性一旦患有附件疾病，应遵守治疗原则，采取积极态度，彻底治疗，尽快控制病情，防止转为慢性疾病。

（7）该病病情顽固，又易反复发作，常给患者带来沉重的精神负担，所以患者要树立战胜疾病的信心。平时保持舒畅心情和乐观向上的生活态度，积极参加锻炼，增强体质，以提高抗病能力。

什么是输卵管炎及输卵管不通？

盆腔炎是指女性上生殖道及其周围组织的炎症，主要包括子宫内膜炎、

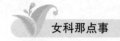

输卵管炎、输卵管卵巢脓肿、盆腔腹膜炎。炎症可局限于一个部位，也可同时累及几个部位，最常见的是输卵管炎。

输卵管炎多发生在性活跃期、有月经的妇女，初潮前、绝经后或未婚者很少发生，若发生也往往是邻近器官炎症的扩散。若未能得到及时正确的治疗，则可由于盆腔粘连、输卵管阻塞而导致不孕、输卵管妊娠、炎症反复发作等后遗症。输卵管炎多由病原体感染引起。主要有葡萄球菌、链球菌、大肠埃希菌、淋病奈瑟菌、变形杆菌、衣原体等引起，可分为急性输卵管炎和慢性输卵管炎。急性输卵管炎若进一步发展，可导致急性盆腔腹膜炎和急性腹膜炎；慢性输卵管炎进一步发展可引起输卵管积水、输卵管不通，导致不孕甚至宫外孕。

输卵管不通主要病因有以下几个。

1. 炎症　其中最重要的是输卵管炎。

2. 先天性发育不良　输卵管先天病变、纤细扭曲或功能障碍。

3. 人为手术　人工流产术、输卵管结扎术等。输卵管不通可以分为输卵管通而不畅、闭塞不通、完全不通 3 种情况。其中，输卵管通而不畅比较轻微，相对容易治疗；输卵管闭塞不通，部分梗阻的情况下，有希望通过药物治疗及输卵管通液术疏通输卵管，增加受孕概率；输卵管完全不通，即完全性梗阻，病情较严重，很难自然受孕。

中西医结合治疗输卵管炎的方法有哪些？

输卵管炎是最常见的一种盆腔炎性疾病，它常常导致不孕症的发生。西医主要采用抗感染、宫腔注药等治疗，由于输卵管炎症易复发，故单纯西医治疗效果不佳。临床研究表明，中医药治疗输卵管炎具有较好疗效，可以弥补西医治疗的不足。中医辨证论治，再结合现代医学技术，发挥了中西医结合治疗输卵管炎的独特优势。

对于慢性输卵管炎的治疗，可以分经期和平时两个阶段。经期口服中药，重用活血化瘀类药物；月经干净后 3～7 天不同房，用生理盐水 20ml+α-糜蛋白酶 4000U+地塞米松 10mg+庆大霉素 8 万 U 行输卵管通液治疗，或用当归、乳香、没药、川芎、赤芍、土茯苓、红藤等中药煎剂灌肠，平时可口服清热利湿、补肾活血、理气化瘀类中药，也可同时应用理疗、"神灯"、超短波治疗，每次治疗 15～20 分钟，每日 1～2 次。

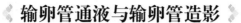

输卵管通液与输卵管造影

张女士计划怀孕已经快 1 年了，可是一直没有怀上，在朋友的推荐下她来到了生殖科寻求帮助，在详细询问病史后，医生建议患者检查一下输卵管是否通畅，最好先做输卵管通液，必要时再检查输卵管造影。当时患者就疑惑这两种检查有什么区别呢？为什么要做输卵管通液后再查输卵管造影呢？

输卵管通液是利用美蓝液或生理盐水和其他药物自宫颈注入宫腔，再从宫腔流入输卵管，根据推注药液时阻力的大小及液体反流的情况，判断输卵管是否通畅。该检查是根据检查操作者的自我感觉来判断输卵管的通畅与否，有很大的主观性和不确定性，而且对输卵管的走行判断检查没有意义，因此具有一定的局限性。但是通过液体的一定压力，有可能使稍有梗阻的输卵管恢复通畅，所以该方法可检测输卵管是否通畅，亦可作为综合治疗输卵管疾病的方法之一。

子宫输卵管造影是通过导管向宫腔及输卵管注入造影剂，然后利用 X 线根据造影剂在输卵管及盆腔内的显影情况来了解输卵管是否通畅以及检测输卵管走行的检查方法。该检查方法可以清楚地看到阻塞部位及宫腔形态，如输卵管伞端积水或输卵管峡部阻塞等，是检查输卵管是否畅通的较为准确的方法。

一般情况下应该首先行输卵管通液检查，因为该方法简单方便，对身体的影响小，而且费用低廉。如果通液完全没有问题，那就没必要再行子宫输卵管造影检查了。因为子宫输卵管造影属于放射性诊断，检查后一般需要等 3 个月后方可怀孕，有一定的延迟期。但是如果通液不畅，医生认为有必要明确了解输卵管情况时再行子宫输卵管造影检查术也不迟。

宫腔镜检查有哪些作用？

宫腔镜是近年来新兴的检查治疗手段，目前已广泛应用于临床。宫腔镜实际上就是一种用于宫颈管疾病检查和治疗的内镜，它采用直接观察或连接摄像系统和屏幕将宫腔、宫颈管图像放大显示以明确诊断。

宫腔镜具有诊断和治疗双重作用。在诊断方面适用于对异常子宫出血、绝经后子宫出血的排癌检查。对反复流产、不孕症患者，宫腔镜检查具有了

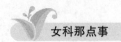

解子宫内部病变，排除宫腔粘连、子宫畸形及宫颈管异常的作用；了解宫腔内环境及输卵管开口的形态是否正常；检查是否存在宫腔粘连、子宫内膜增生或子宫内膜息肉及黏膜下子宫肌瘤，必要时应定位活检；探查反复自然流产的原因。检查异常的子宫出血，观察子宫内膜的生长情况，亦可以用于对经宫颈脱落细胞学检查不能用宫颈来源解释的癌细胞或可疑癌细胞的确诊检查。在对子宫内膜增生的随访和诊断方面宫腔镜有其优势。在治疗方面宫腔镜也有其重要作用，常用于对宫内异物如嵌顿性节育环、不全流产术后的宫内残留物的取出；对子宫内膜息肉的诊断和治疗也有其他方法无法替代的优势；也用于直视下对子宫黏膜下肌瘤、纵隔子宫的手术治疗；由于子宫内膜病变产生的阴道出血亦可使用该方法治疗；在宫腔镜下进行输卵管插管通液比盲插准确而安全。

宫腔镜检查简单快捷，安全高效。但并不是每个患者都适用于此项检查，该检查有其禁忌证。其绝对禁忌证有急性、亚急性生殖道炎症，严重的心肺功能不全；相对禁忌证有月经期及活动性子宫出血、宫颈恶性肿瘤、近期有子宫穿孔或子宫手术史的患者。所以在行宫腔镜检查和治疗之前，一定要详细询问病情、病史以及患者既往史，排除以上禁忌证后方可行此项检查。

六、妇科肿瘤

在谈"瘤"色变的年代，这个瘤不用怕

肿瘤是目前威胁人类健康的第一杀手，大部分人都会谈"瘤"色变。临床上，会碰到很多患子宫肌瘤的女性，她们发现自己患子宫肌瘤后寝食难安，十分恐慌，生怕命不久矣。子宫肌瘤到底是一种什么病呢？真的如她们所想的那么可怕吗？

子宫肌瘤是女性一种常见的良性肿瘤，多发于 30～50 岁的中年妇女，20 岁以下女性少见。其发病确切原因不明，因肌瘤常发于生育年龄段，青春期时少见，提示其发生原因可能与女性性激素有关。

子宫肌瘤是由平滑肌及结缔组织组成，故又称子宫平滑肌瘤，为单个或多个大小不一的球形、实性质硬的肿块，可生长在子宫的任何部位，多见于子宫体部，少数长在子宫颈部，分别称为宫体肌瘤和宫颈肌瘤。按肌瘤与子宫肌壁的关系分为 3 种：肌瘤位置在子宫表面称为浆膜下肌瘤；子宫肌层内称为壁间肌瘤；子宫腔内称为黏膜下子宫肌瘤。

该病多无明显症状，仅在体检时偶然发现。本病临床表现与肌瘤生长部位及有无肌瘤变性有关，与肌瘤数目、体积大小无明显相关性。子宫肌瘤常见症状主要有月经紊乱、腹部包块、白带异常和一些全身性症状。该病是女性常见病、多发病，一般对身体影响较小，故一旦发现不用过度紧张，若无症状甚至可以延缓治疗。

如何自我诊断子宫肌瘤

子宫肌瘤较小时，多数患者无明显症状，其通常在妇科检查或 B 超检查时被发现。如果肌瘤生长影响了子宫腔的形态或使子宫内膜的面积改变，或

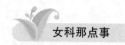

肌瘤长在特殊部位，或肌瘤较大、增长速度过快，可引起以下临床表现。

1. 月经改变　该表现是最为常见的症状，表现为月经周期缩短、经量增多、经期延长、不规则阴道出血等。长期月经量过多可导致继发性贫血、神疲乏力、心慌胸闷等症状。

2. 下腹部包块　肌瘤初期无法在下腹部触及包块，当肌瘤逐渐增大使子宫超过 3 个月妊娠大小时，可以从腹部触及肿块，肿块常位于下腹部正中部位，为实质性，其质地较硬，可活动，一般无压痛，生长缓慢。

3. 白带增多　肌壁间肌瘤使宫腔内表面积增大，内膜腺体分泌增多并伴有盆腔充血，因而导致白带增多；子宫黏膜下肌瘤感染后可出现大量脓性白带，如见到血性或脓血性有恶臭的阴道溢液则提示有溃疡、坏死及出血发生。

4. 疼痛　一般患者无腹痛，部分患者有下腹坠胀、腰背酸痛等。

5. 压迫症状　肌瘤向前或向后生长，可压迫膀胱、尿道或直肠，引起尿频、排尿困难、尿潴留或便秘。当肌瘤向两侧生长，则形成阔韧带肌瘤，其压迫输尿管时，可引起输尿管或肾盂积水；若肌瘤压迫盆腔血管及淋巴管，可引起下肢水肿。

6. 发热　当浆膜下肌瘤蒂扭转时，可出现急性腹痛等急腹症症状，表现为腹痛剧烈且伴有发热。

7. 不孕　肌瘤压迫输卵管使之扭曲，或使宫腔变形，以致妨碍受精卵着床，导致不孕。

8. 继发性贫血　若患者长期月经过多可导致继发性贫血，出现全身乏力、面色苍白、气短、心慌等症状。

9. 低血糖症　子宫肌瘤伴发低血糖症亦属罕见。主要表现为空腹血糖低，意识丧失以致休克，经葡萄糖溶液注射或口服后症状可完全消失。肿瘤切除后低血糖症状即完全消失。

哪些原因容易引起子宫肌瘤？

很多患有子宫肌瘤的女性都会有这样的疑问：为何自己会得子宫肌瘤，子宫肌瘤的病因是什么？那就让我们一起来了解一下什么原因容易导致子宫肌瘤吧。

1. 遗传因素　据临床研究表明，子宫肌瘤有一定遗传特性，有家族病史的女性比没有家族病史的女性有着更高的发病率。

2. **雌激素** 雌激素是肌瘤生长的主要促进因素。临床研究发现，青春期前及绝经后雌激素水平低的女性患子宫肌瘤者较少。妊娠期雌激素水平高，肌瘤会增大，绝经后雌激素水平下降，子宫肌瘤会缩小，使用抗激素药后肌瘤也可缩小。故该病的发生与雌激素有着密切联系。卵巢颗粒细胞瘤、卵泡膜细胞瘤可分泌雌激素，所以这些患者常合并子宫肌瘤。

3. **子宫内膜增生** 子宫肌瘤多并发于子宫内膜增生。

4. **其他** 一些外源性激素，如含有激素的保健品、避孕药等可加速肌瘤生长。

子宫肌瘤的中西医分型

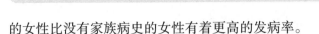

1. **西医临床分型** 根据肌瘤在子宫生长的不同部位不同，常见的西医临床分型有以下几类。

（1）肌壁间肌瘤：肌瘤位于肌壁内，周围均为基层所包围。初发病时多为此类肌瘤，是最常见的一类肌瘤类型，占子宫肌瘤总发病类型的60%~70%。

（2）浆膜下肌瘤：由于肌壁间肌瘤向浆膜发展生长，逐渐突出于子宫表面，并与浆膜层直接接触而形成，发病率约为20%。肌瘤亦可突入阔韧带两叶之间生长，而成为阔韧带内肌瘤。

（3）黏膜下肌瘤：肌壁间肌瘤向宫腔内生长，突出于子宫腔内，与黏膜层直接接触，占10%~15%。此瘤可使子宫腔逐渐增大变形，并常有蒂与子宫相连，如蒂长或可堵住子宫颈口或脱出于阴道内。

（4）子宫颈肌瘤：该类肿瘤较少见，因其在子宫颈部位生长，生长部位低，可嵌顿于盆腔内，产生压迫症状，手术切除困难，易损伤输尿管、膀胱。另外，应该注意的是，子宫肌瘤常为多发性，并且以上不同类型肌瘤可同时发生在同一子宫上，称为多发性子宫肌瘤。

2. **中医证型** 中医认为，子宫肌瘤因七情内伤、脏腑功能失调、气滞血瘀而成，根据临床表现可分为以下几种证型。

（1）气滞血瘀型：轻者月经正常，重者经行血崩或漏下不止，乳房胀痛，小腹作胀或隐痛，有肛门部下坠感，舌质暗红，边有紫斑点，脉沉弦或细涩。

（2）阴虚火旺型：月经先期，经行血崩或漏下不止，胸中灼热，或下腹

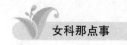

内觉热，乳头痒或刺痛，或乳房胀痛牵及腋窝，经后赤白带下，或黄白相杂，舌质红，苔少津或薄。

（3）气阴两虚型：表现为经量多，经期延长，经血色淡、质清，大便溏薄。

（4）湿热下注型：表现为带下量多，黏腻腥秽，少腹坠胀疼痛，发热，腰骶酸胀。

（5）肝郁气滞型：表现为月经提前或推后，经血淋沥不尽，胸胁及小腹疼痛，头晕头胀，精神郁闷，烦躁易怒，失眠多梦，食少纳呆。

子宫肌瘤患者的饮食生活禁忌

子宫肌瘤患者应清淡饮食，平时多食蔬菜、水果，少食肥甘厚味及辛辣刺激性食物。不食羊肉、虾、蟹、鳗鱼、咸鱼、黑鱼等发物；忌食辣椒、麻椒、生葱、生蒜、白酒等刺激性食物及饮料；禁食桂圆、红枣、阿胶、蜂王浆等热性、凝血性和含激素成分的食品。多食瘦肉、鸡肉、鸡蛋、鹌鹑蛋、鲫鱼、甲鱼、白菜、芦笋、芹菜、菠菜、黄瓜、冬瓜、香菇、豆腐、海带、紫菜、水果等。

如果月经量过多，要多吃富含铁质的食物，以防缺铁性贫血。

劳逸结合，防止过度疲劳，尤其应该注意经期调养，保证充足的睡眠，良好的休息。

注重卫生，保持外阴清洁、干燥，不穿紧身裤。若白带过多，应注意规律冲洗外阴，以防止炎症出现。

确诊为子宫肌瘤后，应定期到医院检查。如肌瘤增大缓慢或未曾增大，可半年复查1次；如明显增大，则应考虑手术治疗，以免严重出血或压迫腹腔脏器。

需要保留生育能力而又必须手术治疗的，可采用肌瘤挖除术。

避免再次怀孕。患子宫肌瘤的妇女在做人工流产术后，子宫恢复差，常会引起长时间出血或慢性生殖器炎症。

适时婚嫁，生儿育女。切勿滥用孕激素类药物。

不要额外摄取雌激素，绝经以后尤其应该注意，以免子宫肌瘤长大。

在平时的生活中，心情愉快是非常重要的事情，每个人都不可能一帆风顺，压力与不顺处处存在，所以必须摆正心态，以乐观的心情面对人生。

这五大人群更容易患上子宫肌瘤

1. 精神情志紧张　当今社会生活节奏加快，生活负担增加。超负荷的工作压力、感情与家庭的变故、生活负担加重、学习任务过于繁重、老年人缺乏精神关爱等。女性自身的抑郁情绪很容易造成雌激素分泌量增多且作用加强，这是子宫肌瘤发生的重要原因。

2. 生殖因素　没有生育过的女性比生育过的女性更容易患子宫肌瘤，一般情况下，未生育过孩子的女性易提前进入更年期。妊娠期和哺乳期由于激素作用，卵巢暂时停止排卵，这样可以使卵巢的排卵时间推迟，故有生育史的女性会较晚进入更年期，而未生育过孩子的女性得不到孕激素的有效保护，易发生激素依赖性疾病，子宫肌瘤就是其中之一。

3. 性生活失调　夫妻感情不和，七情内伤，气机不畅，气血失调，气滞血瘀，淤积日久，长期的性生活失调导致激素水平紊乱，造成盆腔慢性充血，诱发子宫肌瘤。

4. 肥胖　随着生活水平的提高，饮食结构改变，肉类食物摄入过多造成肥胖人数上升。脂肪组织能产生雌激素，子宫肌瘤依赖雌激素生长，因此肥胖的女性易患子宫肌瘤。另外长期吃减肥药也会导致子宫肌瘤发病率增高。

5. 遗传倾向　研究发现，有子宫肌瘤家族史的女性更容易患子宫肌瘤。

如何治疗子宫肌瘤？

子宫肌瘤的治疗原则取决于患者的年龄、症状、生育要求以及肌瘤的部位、大小、数目、生长速度等因素的综合考虑，并不是每一个子宫肌瘤患者都需要治疗。

年轻未生育的女性如果症状不明显，应尽可能保守治疗。假如不能自然怀孕，可做肌瘤剔除术，以保留子宫；若无生育要求，也可以考虑摘除子宫。近绝经年龄者，由于绝经后雌激素水平降低，肌瘤会自然萎缩或消失，因此可考虑保守治疗，但50岁左右的患者若症状明显可行子宫切除术。

决定治疗前需要医生对病情作出全面评估，如果治疗的伤害大于子宫肌瘤对身体的影响，这种情况下可以考虑不治疗，采用和子宫肌瘤和平共处的原则，也就是我们说的观察或者期待治疗。但若子宫肌瘤比较大（直径5cm

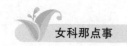

以上），或者子宫肌瘤出现伴随症状，或患者心理负担重，影响其日常生活者，均可考虑治疗。对于有生育要求，子宫肌瘤直径 3cm 以上者，可以考虑治疗后再怀孕；有生育要求的，黏膜下肌瘤无论直径是否达到 3cm，均应先治疗再怀孕。

子宫肌瘤的治疗方式有很多，常用方法包括药物治疗、子宫切除、肌瘤摘除、腹腔镜、宫腔镜、动脉栓塞、超声消融等。每种治疗方式都有其优缺点，需要认真选择。子宫肌瘤的药物治疗包括西药和中药。西药作为辅助治疗方式，用于子宫肌瘤手术前，以减少肌瘤血供，减少手术中出血。近绝经期需要治疗的肌瘤，常选用激素类药物，其目的是提前绝经，让肌瘤萎缩。中药治疗对于瘤体小、症状轻的患者可以优先选用，该方法具有副作用小的优点，近年来中医药治疗逐渐被人们所接受。

手术治疗是否适用于所有子宫肌瘤患者？

子宫肌瘤一定要手术治疗吗？答案是否定的。不是所有的子宫肌瘤都需要做手术，是否手术是要根据患者的年龄、肌瘤的大小、生长部位及有无症状来决定。

一般来讲，肌瘤较小，症状不明显者，可暂时做保守治疗。子宫肌瘤生长速度太快，或者在更年期之后，肌瘤不但不萎缩，反而继续增大；子宫肌瘤造成大量出血，或长期的经量过多、经期延长以致贫血，而药物治疗效果欠佳，这时可以考虑进行手术治疗。

具体需要手术的常见标准如下。

（1）肌瘤直径大于 5cm。

（2）症状严重者，如经血过多，经治疗效果不佳，贫血较重者；出现压迫症状，致大小便困难者，瘤体位置过低压迫输尿管，致肾盂积水者。

（3）黏膜下子宫肌瘤脱出子宫颈口发生感染者。

（4）浆膜下有蒂肌瘤，发生蒂扭转者。

（5）肌瘤增大迅速，有恶变可能者。

（6）肌瘤与卵巢肿瘤相混，不易区分者。

有肌瘤的年轻不孕妇女，考虑不孕与肌瘤有关，为治疗不孕可做肌瘤剔除术。临床上子宫肌瘤很少发生恶变，所以可采用保守治疗或观察，不需要紧急处理。近绝经期妇女、瘤体小、月经量正常、无明显压迫症状需每3~6个

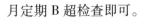

月定期 B 超检查即可。

患上子宫肌瘤后还能怀孕吗？

子宫肌瘤对妊娠和分娩的影响与肌瘤的大小和生长部位有关。黏膜下肌瘤会影响受精卵着床，导致流产；大的肌壁间肌瘤可使宫腔变形或子宫内膜供血不足而导致流产；孕晚期，肌瘤妨碍胎先露下降而引起胎位异常、胎盘低置、产道梗阻等造成难产；胎儿娩出后肌瘤会引起子宫收缩不良而导致出血过多。

子宫肌瘤大多无明显症状，常在体检时发现。黏膜下肌瘤和较大的肌壁间肌瘤常引起月经过多或经期延长等症状。如果你没有症状，表示子宫肌瘤既不在黏膜下又不大，是可以生育的。患子宫肌瘤的孕妇大多能自然分娩，但要注意防止产后出血。如果肌瘤阻塞产道，要采取剖宫产术。较大的子宫肌瘤可使宫腔变形，不利于精子通过，影响受精卵着床和胎儿发育。生长在阔韧带内的肌瘤可使输卵管拉长扭曲，管腔挤压，影响其通畅，或使卵巢变位，卵巢与输卵管间距增宽，妨碍输卵管伞端的拾卵功能。生长在子宫颈部的子宫肌瘤可压迫子宫颈管，阻碍通道或改变子宫颈口的朝向，使之远离后穹隆部的精液池，不利于精子进入子宫颈口。生长在子宫腔内的黏膜下子宫肌瘤，犹如宫腔内放置了一只球形的宫内节育器，妨碍生育。宫腔表面的内膜缺血、坏死、萎缩，也不利于受精卵着床。子宫肌瘤可使子宫收缩的频率、幅度及持续的时间高于正常基线，干扰受精卵着床或者着床后发生流产。

从以上介绍可以看出，子宫肌瘤对怀孕是有一定影响的。因此，女性一旦发现患有子宫肌瘤一定要及时上医院检查并及时治疗，以免对以后的怀孕造成严重的影响。

从哪些症状可以早期发现宫颈癌？

宫颈癌早期常缺乏明显症状，偶于性交、妇检后发生接触性出血，与慢性宫颈炎无明显区别。有时甚至宫颈光滑，尤其在老年妇女宫颈已萎缩者，某些宫颈癌患者由于病灶位于宫颈管内，阴道部宫颈外观表现正常，易被忽略而漏诊或误诊。所以，一旦症状出现，多已达到中晚期。对宫颈癌最有效的治疗方法是做到早期发现。

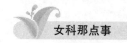

本病常见症状如下。

1. **阴道出血**　阴道不规则出血是宫颈癌患者的最常见症状，该症状往往是患者就诊的主要原因。对非正常阴道出血，尤其是绝经后的阴道出血更应引起注意。阴道出血量可多可少，阴道出血往往是肿瘤血管破裂所致，尤其是菜花型肿瘤出现流血症状较早，量也较少。如果出血频发，失血量多可导致严重的贫血。晚期病例可出现阴道大量出血以致休克，这种情况多见于侵蚀性生长的肿瘤。

2. **性交后出血**　年轻患者常在性生活后有血性分泌物，出血量不定。早期多为出血量较少，或仅有白带里混有血丝而就诊；晚期会由于病灶增大而出血量较多，一旦侵蚀较大血管可导致大出血，进而危及生命。

3. **阴道分泌物增多**　分泌物增多亦是宫颈癌患者的主要症状，多发生在阴道出血以前。最初阴道分泌物可以没有任何气味，随着癌瘤的生长，癌瘤继发感染、坏死，则分泌物量增多，出现如淘米水样或混杂血液，并带有恶臭味。肿瘤向上蔓延累及宫内膜时，分泌物被宫颈管癌组织阻塞不能排出，可以形成宫腔积液或宫腔积脓，患者可出现下腹不适、小腹疼痛、腰痛及发热等症状。

4. **疼痛**　是晚期宫颈癌的症状。癌瘤沿宫旁组织延伸，侵犯骨盆壁，压迫周围神经，临床表现为坐骨神经或骶、髂部的持续性疼痛。肿瘤压迫或侵蚀输尿管，管道狭窄、阻塞导致肾盂积水，表现为一侧腰痛，甚至剧痛，可进一步发展为肾衰竭，以致尿毒症。淋巴系统受侵导致淋巴管阻塞，回流受阻而出现下肢水肿和疼痛等症状。

5. **全身症状**　晚期患者因癌瘤组织的代谢，坏死组织的吸收或合并感染而引起发热，体温一般在38℃左右，少数可达39℃以上。由于出血、消耗而出现贫血、消瘦甚至恶病质。

6. **其他症状**　癌肿向前方扩散可以侵犯到膀胱，患者出现尿频、尿急、尿痛、下坠感和血尿，常被误诊为泌尿系统感染而延误诊断。严重的可形成膀胱-阴道瘘。癌瘤向后蔓延可以侵犯直肠，而有下坠、排便困难、里急后重、便血等症状，进一步发展可出现阴道-直肠瘘。病变晚期可出现远处转移。转移的部位不同，出现的症状也不同，较常见的是锁骨上淋巴结转移，在该部位出现结节或肿块。癌瘤浸润可以通过血管或淋巴系统扩散到远处器官而出现相应部位的转移灶，以及相应症状。一旦出现以上一种或多种症状，应该尽快到医院检查，争取早诊断、早治疗，以免耽误最佳治疗时机。

哪些因素更容易引起宫颈癌？

宫颈癌威胁着众多妇女的身心健康，让女性恐惧不已。究竟为何会患宫颈癌呢？这是因为子宫颈相当于子宫的大门担负着防御和守卫的功能。由于子宫颈的特殊地位，使得它易受外来细菌、病毒侵袭，加上分娩流产等造成的创伤，以及宫颈上皮组织的特殊形态性变化，导致宫颈上皮细胞容易具有由炎症向恶变转化的倾向。子宫颈癌常见的原因如下。

1. 性行为　绝大多数子宫颈癌患者为已婚妇女。首次性生活过早及性伴侣过多均与子宫颈癌关系密切。性伴侣越多，其子宫颈癌发生的相对危险性越高，调查表明该病在性关系混乱者中的发病率为正常人的 4 倍。初产年龄早，子宫颈癌发病率高。因此，性生活与子宫颈癌的关系是不可否认的。

2. 分娩次数　有资料表明宫颈癌的患病率与分娩次数呈正相关，可能与分娩对宫颈的创伤及妊娠对内分泌及营养的改变有关。

3. 病原体感染　多种病原体与宫颈癌关系密切，尤其是人乳头瘤病毒（HPV）、单纯疱疹病毒Ⅱ型（HSVⅡ）、人巨细胞病毒以及真菌感染等均可升高本病的发病率。

4. 其他因素　该病多发生于社会地位低下的女性，可能与她们无法享受正常的医疗服务有关。另外，长期精神抑郁、吸烟、吸毒者，正在接受免疫抑制剂治疗者，有宫颈病变、宫颈癌、子宫内膜癌、阴道癌等家族史者，该病的发病率均较高。

癌前病变是癌症吗？

癌前病变是癌症吗？经常有患者提出这样的问题。

癌前病变并不是癌症，它只有在一定条件下才能转变成癌，若癌前病变长期未愈，也可能会变成癌。如能及时发现并进行治疗，大部分癌前病变会"悬崖勒马"，并转危为安，只有很小的一部分癌前病变会继续发展，演变为癌。

癌前病变并不是癌症，也不是癌症的早期，二者有着本质的区别。体内正常细胞在不同致癌因素的长期作用下，首先表现为细胞数量增加，但此时

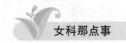

细胞形态还没有发生改变，病理上称为"单纯性增生"；随后，在细胞数量增加的同时，细胞形态与起源组织的细胞形态差异会逐渐加重，进入癌症的前驱阶段，也就是癌前病变。从正常的细胞和组织发展为癌细胞和组织的过程，通常有潜伏期，例如，从宫颈上皮内瘤变发展到宫颈癌是 10~20 年，这是一个可以进行人工干预和阻断的时间，是癌变早期防治的重要阶段。所以听到癌前病变这个名词时不要紧张，它只代表目前疾病的可能性转归，若及时治疗，一般是不会患癌症的。

来看看这 3 种女性生殖系统的癌前病变！

女性生殖系统的癌前病变常见的有 3 种：外阴上皮内瘤变、阴道上皮内瘤变、宫颈上皮内瘤变（CIN），其中以宫颈上皮内瘤变最为常见。

1. 外阴上皮内瘤变　多见于 45 岁左右妇女，近年来发病率有所提高，患者年龄趋于年轻化，小于 35 岁，约 50%的患者同时伴有其他部位上皮内瘤变。年轻患者多能自行消退，但 60 岁以上或伴有免疫抑制的年轻患者可能转变为浸润癌。

2. 阴道上皮内瘤变　可能是阴道鳞状细胞癌的癌前病变，约 5%最后发展为浸润癌，多见于 60 岁以上妇女。

3. 宫颈上皮内瘤变　与宫颈浸润癌浸润密切相关，它反映宫颈癌发生发展的过程，一种病变会自然消退，另一种病变具有癌变潜能。常发生于 25~35 岁的妇女。流行病学调查发现与性生活紊乱、吸烟有关，目前研究表明人乳头瘤病毒感染与宫颈上皮内瘤变有关。以上是临床常见的女性 3 种癌前病变，一旦发现马上治疗，其预后还是很乐观的。

什么是宫颈上皮内瘤变？

宫颈上皮内瘤变（CIN）属宫颈癌前病变，是指子宫颈移行带区的未成熟的鳞状上皮化生。在致癌物如人乳头瘤病毒、支原体、衣原体、阴道毛滴虫等持续感染下，出现细胞分化不良、排列紊乱、细胞核异常。目前，将子宫颈上皮非典型增生至原位癌这一系列癌前病变的连续过程统称为CIN。根据非典型增生的程度和范围，CIN 分为 Ⅰ、Ⅱ、Ⅲ级。CIN Ⅰ级（轻度非典型增生）：异型细胞局限于上皮层的下 1/3 区。CIN Ⅱ级（中度非典型增生）：异型细胞占上皮层的1/2~2/3，异型性较Ⅰ级明显。CINⅢ级（重度非典型增生及原位癌）：异型细胞超过上皮层的2/3者为重度非典型增生；达全层者为原位癌，异型性较Ⅱ级明显，核分裂象增多，原位癌可出现病理性核分裂象。病变发展及转归方面一般来说，绝大多数CINⅠ级能自然消退；CINⅡ级一部分可能消退，另一部分进展为CINⅢ级；CINⅢ级则有比较大的概率发展为癌。

宫颈癌的癌前病变包括宫颈不典型增生及宫颈原位癌。但是不用过度担心，癌前病变在相当长时期是可逆的，由癌前病变发展到浸润期一般需8~10年，甚至20年。从宫颈癌前病变发展至宫颈癌需要经过宫颈上皮不典型增生→原位癌→浸润癌的过程，在此期间如果能够采用合理的治疗方案，就能避免宫颈癌的发生。治疗宫颈癌前病变的关键是早期发现、早期治疗。宫颈脱落细胞学检查是目前排查宫颈癌的首选和有效方法。

哪些检查可以帮您排除宫颈癌？

排除宫颈癌可以做宫颈细胞涂片检查、宫颈脱落细胞学检测、人乳头瘤病毒精确分型检查及阴道镜下组织活检。

宫颈细胞学检测技术是目前国际上对宫颈病变及宫颈癌早期检测、诊断的最前沿技术，对宫颈癌细胞的检出率高达99%。定期进行宫颈脱落细胞学检测，是成年女性预防宫颈癌最方便、最有效的方法。

一般来说，已婚妇女每年需要体检1次宫颈脱落细胞学检查，连续3年；如果3年连续没有问题，可以延长至3~4年检查1次。假如细胞学报告称有异常，需要立即阴道镜下活检，病理确定活检部位性质。流行病学及临床资料研究显示，在目前发现的70余种人乳头瘤病毒型类别中有20余种与女性生殖道病变有关，"低危型"人乳头瘤病毒所致的病变多以CINⅠ~CINⅡ为主，病变多能自然消退；而"高危型"则多与CINⅢ有关，病变多不能自然消退，极少逆转，有高度致癌可能。人乳头瘤病毒精确分型检查是利用分子生物学技术，采用PCR扩增酶联免疫吸附法对宫颈标本中的人乳头瘤病毒片段进行测定。该方法精确敏感，可对人乳头瘤病毒进行分型，有助于判断所感染病毒亚型，确定患者所携带的人乳头瘤病毒属于"低危型"还是"高危型"，对疾病预后和治疗方案的选择有重要意义，是确诊宫颈癌及高级别病变的一种敏感而特异的检查方法。

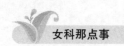

卵巢囊肿到底是什么?

卵巢囊肿说的是卵巢内有囊性的肿物形成,临床常见有肿瘤性的和非肿瘤性的两种。肿瘤性的属于卵巢肿瘤;非肿瘤性的分为卵巢功能性囊肿和子宫内膜异位囊肿。该病属广义上的卵巢肿瘤的一种,各种年龄均可患病,但以 20~50 岁的女性最为多见。育龄期好发功能性囊肿,患者常没有任何自觉症状,少数人可见月经不调。该病很易漏诊,常常由于其他原因被意外发现。一般直径小于 5cm 的卵巢囊肿是不需治疗的,可以建议患者以 3 个月为期限定期观察。肿瘤性卵巢囊肿有可能是良性的,也有可能是恶性的,故对其性质的判断很重要。但需要注意的是多囊卵巢综合征、黄体囊肿,有时会出现囊肿样改变而呈现同样肿块,需要鉴别诊断。卵巢囊肿是卵巢内部或表面生成的肿块,内部多是液体,有时也是固体,少数液体与固体相混合。体积通常较小,多为良性,但也会癌变,一旦发现,应及时治疗。

哪些因素更容易导致卵巢囊肿?

卵巢囊肿是液体积聚在正常卵巢中而形成的不同类型的囊性肿物,是常见的妇科疾病。

卵巢囊肿多是因为身体上出现了这样那样的症状而被发现,也有可能是没有任何症状而在例行身体检查时被发现。值得庆幸的是大多数卵巢囊肿并不需要任何治疗,一部分甚至会自行消失,恶性转变的也较为少见。

最常见的卵巢囊肿叫"功能性囊肿",它是由发育中的卵细胞周围聚集液体形成的。每个月在排卵时会有少量的液体围绕着发育中的卵细胞,卵细胞和制造液体的细胞以及液体合起来就是滤泡,大小像豌豆一样,有时围绕在卵细胞周围的细胞偶尔会制造过量的液体,稻草色的液体使卵巢从内部膨胀,若液体的积聚使滤泡超过正常的大小(直径约 1.905cm),则称为"滤泡性囊肿"。随着液体不断堆积,卵巢就像充水的气球般鼓起,卵巢正常白色的上皮会变得很薄,同时出现蓝灰色的样子。滤泡性囊肿很少超过 7.62cm 或 10.16cm,大多数囊肿常常 1~2 个月会消失,液体会回流到血液中。排卵时卵巢上皮会破裂释放卵细胞,在几个小时内破裂处会愈合,卵巢细胞会形成黄体并制造黄体激素,让子宫内膜准备迎接受精卵的到达。妇女每个月都会形成黄体，也都有细胞制造一些液体形成"黄体囊肿"，它很少超过一个弹珠的大小，但也有少数超过的，它和滤泡囊肿一样差不多都会在几周内消失，滤泡囊肿和黄体囊肿都属于功能性囊肿。最准确的检查是利用阴道超声来检查，所取得的图像可测量大小并看见内部的状况，里面是否充满液体或是长有固体的结构，可以帮助判断是属于何型囊肿，当然最重要的是判断是不是卵巢的癌症。不正常的囊肿常有细胞增生而长出赘物并从囊肿壁内部突出，超声检查会看到内部有肉芽状或尖突状，但也有许多不规则形状的囊肿是良性的。

引起卵巢囊肿的原因主要有：①内分泌失调导致了卵巢囊肿的发生。卵巢是卵子发育的地方，是排卵、分泌激素、平衡内分泌的重要器官，囊肿多发生于内分泌旺盛的生育年龄；②遗传造成的卵巢囊肿的发生。如果家庭里有人患有这种疾病，往往会遗传到下一代；③日常的生活和工作也是卵巢囊肿形成的重要原因。食物的污染，如蔬菜等使用的植物生长激素，食物添加剂的过度使用。近年来我国随着生活水平的提高及饮食习惯的改变，还有一部分女性朋友滥用诸如丰乳、减肥以及减缓衰老等的激素类药物和一些滋补品，使卵巢肿瘤呈现年轻化趋势；④生活习惯不好、精神紧张、压力过大造成身体素质差，使人体的抗病能力下降，亦是导致本病发生的原因。

5种常见的卵巢囊肿，您了解吗？

卵巢囊肿是一种常见的妇科疾病，它有良性和恶性之分。临床上多为良性的卵巢囊肿。良性卵巢肿瘤占卵巢肿瘤的75%，多数呈囊性，表面光滑，边界清楚，可活动。其常见类型有以下几种。

1. 巧克力囊肿（子宫内膜异位瘤）　是指子宫内膜异位长在卵巢内，在卵巢内形成大量黏稠咖啡色像巧克力状的液体。因为子宫内膜异位瘤会随着时间增加而变大，渐渐侵蚀正常的组织，造成卵巢组织不可逆的损害。经过评估其严重性后，可能需要手术处理。

2. 浆液性上皮囊肿及黏液性上皮囊肿　在观察3个月后，仍然存在的囊肿有可能是属于上皮卵巢囊肿，而非功能性囊肿。这是因为具有分泌功能的浆液细胞及黏液细胞在排卵后被包埋在卵巢内，不断地分泌液体形成囊肿。这种囊肿是不会消失的，需要手术切除。

3. 畸胎瘤　又称囊性畸胎瘤或皮样囊肿。占卵巢肿瘤的10%~20%。大多数发生在生育年龄。肿瘤多为拳头大小，直径多小于 10cm，单侧居多，约25%为双侧，外观为圆形或椭圆形，呈黄白色，表面光滑，囊壁较厚，切面多为单房，囊内常含皮脂物质及毛发，亦可见牙齿、骨、软骨及神经组织，偶见甲状腺组织。这种畸胎瘤不会消失，有可能不断生长，应立即手术。

4. **功能性囊肿**　最为常见，多发生于育龄期妇女的排卵期。大量液体聚集在滤泡内或黄体内，形成滤泡囊肿或黄体囊肿，有时会很大，一般会在3 个月内自行消失。

5. **滤泡囊肿或黄体囊肿**　这两种囊肿生长过速，组织会被牵扯而裂开流血，血液无法排出而积聚在卵巢内，形成血性囊肿。血性囊肿一般会自行消失，但这个过程需要很长时间。

如何治疗卵巢囊肿？

卵巢囊肿广义上属卵巢肿瘤的一种，各种年龄均可患病，但以 20~50 岁的女性最为多见。卵巢囊肿是女性生殖器常见肿瘤，有各种不同的性质和形态，即单一型或混合型、一侧性或双侧性、囊性或实质性、良性或恶性。目前卵巢囊肿的治疗方法有很多，主要有以下几种。

1. **穿刺疗法**　该方法以 B 超引导，采用穿刺针穿刺，简单快捷，一般不用住院，随做随走。但是该方法也有一个缺点，就是它无法将囊肿取出，只能将囊肿内液体抽出，囊肿被膜还会残留在体内，虽不会对机体有什么影响，但因不是彻底完全取出肿瘤，容易复发。

2. **开腹治疗**　这种方法需要打开盆腔，在肉眼直视的状态下切除囊肿。该方法对囊肿的处理较为彻底，但是也存在着一些缺点，如需要在全身麻醉的状态下进行、开放式创伤较大、伤口容易感染、恢复期比较长、身体瘢痕影响美观等。

3. **中医药治疗**　目前，中医治疗卵巢囊肿已经获得一定突破。对于体积较小的囊肿，患者有充分的治疗时间，选择中医治疗也是一个不错的方法。中医从整体出发，辨证论治，从标本两方面综合治疗，从而达到防病治病的目的。经长期临床观察，中药活血化瘀，利湿化痰的治疗方法对消除囊肿是有较好疗效的。

4. **手术根治治疗**　该方法主要用于恶性卵巢囊肿的治疗。主要包括：患侧输卵管卵巢切除术，双侧卵巢囊肿切除术、附件及全子宫切除术。目前，

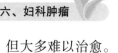

国内外对恶性卵巢囊肿的治疗多采用手术、化疗、放疗等，但大多难以治愈。恶性肿瘤病程短，发展迅速，根据恶性程度高低选择手术切除的多少或放疗、化疗的敏感度，复发有早有晚，手术后瘤体还会再复发，再生长，因此大部分患者手术后仍然有再复发的可能。

患了卵巢囊肿，还能生育吗？

卵巢囊肿是妇女常见肿瘤，未生育女性中该病的发病率很高，因此这类人最关心的问题是卵巢囊肿会不会影响生育功能。

理论上讲，卵巢囊肿可使输卵管发生机械性阻塞，进而有可能影响卵巢功能，故有影响受孕的可能。

一般来说，当囊肿直径小于5cm时，患者可定期复查，采用保守治疗的方法，暂不用考虑手术治疗；但如果囊肿在短期内生长迅速，则考虑手术切除。当经过几个月的治疗，囊肿不缩小反而增大（直径大于5cm），建议可先进行手术治疗后再怀孕（一般做囊肿剔除术），因为卵巢肿瘤可能影响受孕，即使已怀孕也可能对妊娠造成不良影响。卵巢囊肿在早孕时可能引起流产，中期妊娠时则易发生卵巢囊肿蒂扭转，晚期妊娠囊肿较大者可导致胎位异常，分娩时可能阻塞产道引起难产。妊娠期盆腔充血，可使肿瘤迅速增大甚至有引起恶变的可能，所以孕前手术比妊娠手术更好。如果已怀孕，在妊娠16~24周时手术相对比较合适。手术本身并不影响胎儿的发育，但妊娠12周内手术易引起流产，晚期妊娠时手术则比较困难且容易引起早产。当然，出现紧急情况如囊肿蒂扭转或破裂则另当别论，应随时手术治疗。

做到这6点，让你远离卵巢囊肿！

30岁以上的妇女即使身体无任何不适，每年也应体检1次，包括妇科检查。假如发现卵巢囊肿，应进一步检查，明确囊肿性质。那么预防卵巢囊肿我们日常应注意些什么呢？

（1）养成良好的生活习惯，戒烟禁酒。烟和酒是酸性物质，长期吸烟喝酒的人极易导致酸性体质。有资料表明酸性体质易导致肿瘤发生。不要过多地吃咸而辣的食物，不吃过热、过冷、过期及变质的食物；年老体弱或有某种疾病遗传基因者酌情吃一些防癌食品和含碱量高的食品，保持良好的精神

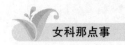

状态。

（2）用良好的心态应对压力，劳逸结合，不要过度疲劳。精神紧张是癌症的诱因之一。中医亦认为情志是导致疾病的重要因素，肝气不舒、思虑过度、郁怒烦闷皆可引起内分泌失调、代谢紊乱、免疫功能下降，进而增高肿瘤等疾病的发生率。

（3）加强体育锻炼，增强体质，多在阳光下运动，多出汗可将体内酸性物质随汗液排出体外，避免形成酸性体质。

（4）保持良好的作息规律。现代社会工作节奏加快，工作强度增强，人与人的交流增加，早已不是以前的 8 小时工作制了。上班忙工作，下班忙应酬，严重打乱了正常的生活规律。长期生活无规律、工作压力大、思想紧张、睡眠不足等因素都会加重体质酸化，容易患上各种疾病。所以应当养成良好的生活习惯，每天保证充足的睡眠，有助于抵抗各种疾病（包括肿瘤）的发生。

（5）不要食用被污染的食物。工业化为我们的生活带来了许多便利，同时也带来了许多危害。如环境污染，饮用水污染，农作物、肉蛋禽鱼的化学污染，食品添加剂等无时无刻不在影响着我们的健康。尽量避免接触这些污染物，尽可能食用一些绿色有机食品，防止病从口入。

（6）定期妇科普查，建议至少每年要进行 1 次生殖系统超声检查，以便及时发现卵巢肿块，及时治疗。

卵巢囊肿会是卵巢癌的"前世"吗？

卵巢是女性身体的一个重要器官，它最主要的功能就是制造雌、孕激素、生成卵子等。卵巢囊肿是妇科常见肿瘤，在各种年龄段均可出现。卵巢囊肿有发生恶性病变的可能，而且属于恶性程度较高的肿瘤，是妇科三大恶性肿瘤之一，需要高度关注。卵巢由于位于盆腔的深部，早期病变不易被发现，一旦出现多属晚期，所以应该对肿瘤有足够的认识。

卵巢囊肿与卵巢癌有非常大的区别。囊肿是良性肿瘤，癌是恶性肿瘤。囊肿的发病率高，只要女性处在性激素分泌活跃期，都有可能出现卵巢囊肿，但绝大多数囊肿增大缓慢，甚至可以自行消退；而卵巢癌通常在绝经后，短期内会迅速生长。

囊肿就像一个盛满水的气球，其瘤体的主要成分是液体。卵巢囊肿绝大部分是卵巢排卵后卵巢修复过程中形成的，主要发生年龄段在 30~50 岁。卵巢排卵大多数都是悄无声息地进行，卵巢外观不会出现明显的变化，只有少数排卵不畅的情况下会形成囊肿。一次排卵后形成的囊肿一般不会很大，医学上以 5cm 为界限，就是说，多数 5cm 以内的囊肿会自行消退，不需要采取任何治疗措施，医生给它一个专有名词叫"生理性囊肿"，实际上就是增大的卵泡。直径超过 5cm 的囊肿，可能是一种病理状态，比如讲卵巢囊性畸胎瘤、各种囊腺瘤，甚至是卵巢癌，都建议手术治疗。由于医学检测手段的发达，许多囊肿的监测完全在医生可控制范围。因此，目前也有主张以直径 8cm 作为判断是否手术的选择标准。生理性囊肿修复完成后囊液会慢慢被吸收，吸收消退过程、时间长短因个体而有差异，持续 1 个月或数月不等。少数情况囊肿持续存在，只要不变大，3 个月到半年随访 1 次即可。

卵巢囊肿患者最担心的就是自己会不会发生卵巢癌。女性卵巢癌发病率并不高，但比较凶险，与卵巢囊肿的主要区别有以下几点：城市女性多见，而且随着年龄增长而增加，中国妇女卵巢癌发病的年龄约 50 岁，欧美国家约 55 岁；囊肿的发病率没有城乡差别，年轻女性比较多见。B 超检查是发现区别卵巢囊肿与癌症最方便的方法，B 超上卵巢癌的肿块回声不均匀，医学上称为不均质肿块；囊肿往往比较"单纯"，外面一层皮，里面一包水，超声显示囊壁内部非常均匀。卵巢良性肿瘤可以发生恶变，恶变早期无症状。但若发现肿瘤生长迅速，尤其双侧同时出现此现象，应高度怀疑恶变，及时检查确诊，尽早手术。

注意！女性发现这些症状应警惕卵巢癌！

由于卵巢位于盆腔深部，发病的早期可无症状或仅有较轻的症状，卵巢恶性肿瘤的早期预防和及早治疗对该病的预后至关重要。卵巢恶性肿瘤常发生于年龄较大的女性，尤其是绝经期后的女性若出现进行性加重的腹胀、腹部包块且生长迅速、背痛、胸闷不适、腹围增大迅速、食欲缺乏、乏力、尿频、尿急、便秘、原因不明的体重减轻、低热、不明原因的阴道出血等症状需要特别留意，最好找专业医生检查。因为卵巢癌相对少见，对主诉为腹胀和便秘的患者很多非专科医生可能不会想到卵巢癌，甚至不会想到属于妇科疾病，往往容易耽误病情。所以一名合格的医生应该是一位全科医生，如果妇女有这组症状，医生应想到卵巢疾病的可能，建议患者进一步做超声或 CT

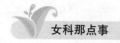

等检查以排除大病隐患。同时广大女性朋友也应了解自己的身体状况，熟悉一些基本的生理知识，有卵巢肿瘤的女性要做到定期检查，一旦发现肿瘤在短期内快速生长或出现以上这些症状时，应尽快去医院就诊，在医生的帮助下找出原因，防患于未然。

畸胎瘤，您了解吗？

畸胎瘤这个名词也许不少人都听说过，但它具体是个什么疾病很多人都不太清楚，民间有说法是患者夜间在睡梦中吃食自己的头发而形成该病，也有传说是患者有嗜食指甲的怪癖而发病。但是究竟该病是怎样发生的呢？原来，人体胚胎发育过程中，有一种具有多能发展潜力的多能细胞，正常胚胎发育情况下，发展和分化成各胚层的成熟细胞。如果在胚胎不同时期，某些多能细胞从整体上分离或脱落下来，使细胞基因发生突变，分化异常，则可导致胚胎异常。一般认为，这种分离或脱落发生于胚胎早期，则形成畸胎；如果发生于胚胎后期，则形成了具有内胚层、中胚层和外胚层的异常分化组织，即形成了畸胎瘤。

畸胎瘤通常由 2 个或 3 个胚层组织构成，偶然仅见 1 个胚层成分，肿瘤组织多数成熟，少数未成熟。成熟畸胎瘤属良性肿瘤，绝大多数为囊性，称为成熟囊性畸胎瘤，又称皮样囊肿，实性者罕见。皮样囊肿为最常见的卵巢肿瘤，占生殖细胞肿瘤的 85%～97%，好发于生育期，单侧为多，双侧占 12%。通常中等大、表面光滑、壁薄质韧。切面多为单房，腔内充满油质和毛发，有时可见牙齿或骨质。囊壁常有实质突起，称为"头节"，内含有多种组织成分，几乎全部病例均可见到外胚层组织，包括鳞状上皮、皮脂腺、汗腺、毛囊、脑及神经组织，同时可见内胚层组织如胃肠道及支气管上皮、甲状腺等，偶见肿瘤向单一胚层分化，如卵巢甲状腺肿，可分泌甲状腺素，严重者可引起甲状腺功能亢进。

畸胎瘤起源于潜在多功能的原始胚细胞，多为良性，但恶性倾向随年龄增长而呈上升趋势。发生部位与胚生学体腔的中线前轴或中线旁区相关，多见于骶尾部、纵隔、腹膜后、性腺部位。好发于新生儿和婴儿，女性为多。所以，畸胎瘤是细胞基因突变而形成的不完整的胚胎组织，那些异食癖造成畸胎瘤的说法是不正确的。

畸胎瘤会不会发展成为恶性肿瘤？

畸胎瘤首先分为成熟畸胎瘤和未成熟畸胎瘤两种。多为囊性，少数呈实质性，肿瘤的良性、恶性程度取决于组织的分化程度，而不是肿瘤的质地。成熟畸胎瘤又称皮样囊肿，属良性肿瘤，占卵巢肿瘤的 10%～20%，占畸胎瘤的 95% 以上，可发生于任何年龄，以 20～40 岁居多。多为单侧，双侧占 10%～17%。未成熟畸胎瘤属于恶性肿瘤，恶性畸胎瘤分化欠佳，没有或少有成形的组织，结构不清。恶变率 2%～4%，多见于绝经后妇女。"头节"的上皮易恶变，可形成鳞状细胞癌，预后较差。该肿瘤的复发及转移率均高，但复发后再次手术可见未成熟肿瘤组织具有向成熟转化的特点。

早期畸胎瘤多无明显临床症状，大多是体检时偶然发现。较大的畸胎瘤可有下腹坠胀、隐痛等，若发生扭转、坏死，则表现为小腹部剧烈疼痛。

畸胎瘤绝大多数是良性，如果肿瘤很小，在 3cm 以下时，可暂时观察，定期做 B 超检查；若有增大趋势，则应手术，以避免肿瘤逐渐增大，压迫周围卵巢组织，影响卵巢功能和发生畸胎瘤并发症，如蒂扭转、坏死、破裂、继发感染等。如果是 3cm 以上，就需要及早手术治疗。良性畸胎瘤对盆腔脏器影响小，手术出血少，术后恢复快。手术时医生通常会将肿瘤完全剥除，以防残留肿瘤组织，造成复发。

卵巢良性和恶性肿瘤的区别

患者对所患卵巢囊肿的性质是最关心的。区分卵巢肿瘤属于良性还是恶性，是诊断和治疗该类肿瘤的关键。既不要把良性肿瘤当成恶性肿瘤，给患者带来沉重的精神负担，遭受不必要的痛苦；也不要把恶性肿瘤当成良性肿瘤，延误治疗时机，造成不可挽回的后果。区分卵巢肿瘤是良性还是恶性有时有一定困难，但以下几点可供鉴别。

1. 病史方面 良性卵巢肿瘤患者病程长，肿瘤生长速度缓慢，多数缺乏明显症状；而恶性者病程短，肿瘤生长迅速，且常伴发热、腹痛、贫血、进行性消瘦等全身症状。

2. 一般情况 良性者多为生育期妇女，一般情况良好；而恶性发病者多见于青春期前少女、青少年或绝经后妇女，病情发展快，早期即有转移病灶，

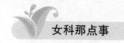

并迅速出现消瘦等恶性病变表现。

3. 体征　良性者常为单侧，可活动，表面光滑，包膜完整，囊性，体检不伴腹水；而恶性者有时为双侧，不活动，与周围组织常有粘连，部分为实性，表面不光滑，可能穿破包膜，种植在腹腔或盆腔内，在子宫直肠陷凹处可触到固定的结节，常伴有血性腹水，如抽吸腹水检查可能查到癌细胞。

4. 病理检查　病灶活组织做病理检查是最重要的鉴别方法，也是金标准。方法是将手术取下的肿瘤做快速冷冻切片病理检查，观察肿瘤组织的结构，瘤细胞的形态、分化程度、核染色及核分裂等，是确定良性、恶性卵巢肿瘤的重要依据。

5. B超检查　良性者多为液性暗区，回声均匀，透声好，边缘清晰；恶性者实质性包块或液性暗区有杂乱光团，透声模糊，肿块周界不清。

根据以上鉴别方法，医生诊断卵巢囊肿是不困难的。重要的是一旦发现患病，患者要及时到医院就诊，与医生充分沟通，过分重视和过分忽视都不是正确对待疾病的态度。

卵巢肿瘤患者出现腹痛，应警惕这几种疾病！

卵巢肿瘤大多数是良性肿瘤，平常多无自觉症状，但有时也会出现急性腹痛，多见于肿瘤破裂、扭转、感染等。卵巢肿瘤造成的腹痛属于急腹症的范畴，患者常因剧烈腹痛而出现恶心、呕吐，甚至休克等临床症状。该病发病迅速、病情严重、预后凶险，需要尽快治疗，必要时手术处理。

1. 卵巢肿瘤蒂扭转　是最常见的妇科急腹症，常发生在瘤蒂较长、活动度大、中等大小、重心偏向一侧的囊肿。当患者体位改变或妊娠期、产褥期，由于子宫位置的改变，均易发生蒂扭转。患者产生剧烈腹痛甚至休克，伴有恶心、呕吐。妇科检查可发现有压痛显著、张力较大的肿块以及肌肉紧张等，只要确诊，即应行手术切除肿瘤。

2. 囊肿破裂　可以有自然破裂，如扭转或囊壁被肿瘤穿破。也可以为外伤破裂，如挤压、分娩、性交、妇科检查或穿刺引起。因囊肿内容物流入腹腔而引起腹痛，症状的轻重取决于囊肿内容物的性质及流入腹腔量的多少。凡疑有肿瘤破裂应立即剖腹探查，否则会引起内出血、腹膜炎或瘤细胞种植等情况。

3. 感染　除了在卵巢肿瘤扭转后继发感染，或邻近器官有感染而波及，或成熟性畸胎瘤的油脂性内容物易致感染外，一般的卵巢肿瘤不常并发感染。一旦出现感染，则可引起腹痛、发热、白细胞增多及肿物有压痛等。如短期内抗炎药物不能控制，应及时手术。当患有卵巢肿瘤的患者出现腹痛时，往往提示某种急性并发症的出现，需要尽快到医院明确诊断，及时治疗，否则可能会发生危及生命的严重后果。

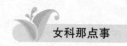

七、性传播疾病

当心离你最近的 9 种性病！

1975 年，世界卫生组织把通过性接触、类似性行为及间接接触传播的疾病，统称为性传播疾病。目前性传播疾病的涵盖范围已扩展至包括最少 50 种致病微生物感染所致的疾病，其中包括传统的淋病、梅毒、软下疳、性病性淋巴肉芽肿和腹股沟肉芽肿 5 种经典性病及非淋菌性尿道炎、尖锐湿疣、生殖器疱疹、艾滋病、细菌性阴道病、外阴阴道假丝酵母菌病、阴道毛滴虫病、疥疮、阴虱和乙型肝炎等。我国目前要求重点防治的性传播疾病是梅毒、淋病、生殖道沙眼衣原体感染、尖锐湿疣、生殖器疱疹及艾滋病。

1. 淋病　是由淋病双球菌引起的全球范围传播的、发病率最高的性病，在我国发病率排在所有性病首位。主要传播途径是性生活，很少一部分是母婴传播或接触传播。潜伏期 1～10 天，平均 3～5 天。感染后先出现尿道痒，随之尿频、尿急、尿痛，尿道口流出脓性分泌物。女性患者 60% 以上无症状而成为潜在传染源；男性患者 95% 会出现症状，一部分治疗不及时患者会感染到前列腺、精囊腺、附睾、睾丸、全身性感染或成为慢性。涂片、培养可以确诊。

2. 尖锐湿疣　在性病中排 2～3 位，是由人乳头瘤病毒感染引起的性病，90% 是由性生活传播，潜伏期 3 周到 8 个月。初起是肉色或粉红色乳头状小肿物，逐渐增大呈菜花状、鸡冠状。醋酸（或白醋）涂敷，3～5 分钟后会变成白色。不痛不痒，容易复发。

3. 非淋菌性尿道炎　在性病中排 2～3 位，是指淋病奈瑟菌以外的感染性尿道炎，主要是指支原体、衣原体、真菌、滴虫引起的尿道炎，也是临床发病率非常高的性病，在欧美国家已经超越淋病排在首位。

典型表现有阴道刺痒，伴有尿急、尿痛及排尿困难，阴道出现清稀的淡黄色或白色分泌物，但症状较淋菌性尿道炎轻。有相当一部分人可无任何症状。一般用分泌物培养或者尿 PCR 确诊，部分患者可形成慢性而反复发作。

4. **生殖器疱疹**　是由于 Ⅱ 型或者 Ⅰ 型单纯疱疹病毒（HSV）引起的性传播疾病，潜伏期 2~10 天，好发于男性生殖器的皮肤黏膜交界处，一般患病部位先有红斑、烧灼感，很快在红斑基础上发生 3~10 个针头大小、簇集成群的小水疱，伴有瘙痒，3~5 天后变为脓疱，破溃后形成糜烂和溃疡，自觉疼痛，最后结痂愈合。整个病程可持续 10~20 天，但会反复发作。

5. **梅毒**　是由苍白（梅毒）螺旋体引起的慢性、系统性性传播疾病。主要通过性途径传播，临床上可表现为一期梅毒、二期梅毒、三期梅毒、潜伏梅毒和先天梅毒（胎传梅毒）等。在明朝时候由西方国家传入中国。性接触是梅毒的主要传播途径，占 95% 以上。感染梅毒的早期传染性最强。随着病期的延长传染性越来越小，一般认为感染后 4 年以上性接触的传染性十分微弱。临床上常见的是一期梅毒。

一期梅毒标志性临床特征是硬下疳。好发部位为大小阴唇、阴蒂、宫颈；阴茎、龟头、冠状沟、包皮、尿道口；肛门、肛管等。也可见于唇、舌、乳房等处。在感染梅毒后 7~60 天出现，大多数病人硬下疳为单发、无痛无痒、圆形或椭圆形、边界清晰的溃疡，高出皮面，疮面较清洁，有继发感染者分泌物多，触之有软骨样硬度。持续时间为 4~6 周，可自愈。

暗视野显微镜检查看到可运动的梅毒螺旋体，可作为梅毒的确诊依据。另外，梅毒血清学试验有助于诊断和观察疗效。

6. **艾滋病**　是一种危害性极大的传染病，由感染人类免疫缺陷病毒（HIV）引起。HIV 是一种能攻击人体免疫系统的病毒。它把人体免疫系统中最重要的 $CD4^+T$ 淋巴细胞作为主要攻击目标，大量破坏该细胞，使人体丧失免疫功能。HIV 在人体内的潜伏期一般为 8~9 年，感染者要经过数年、甚至长达 10 年或更长的潜伏期后才会发展成艾滋病患者，因机体抵抗力极度下降会出现多种感染，如带状疱疹、口腔霉菌感染、肺结核，特殊病原微生物引起的肠炎、肺炎、脑炎，念珠菌、肺孢子菌等多种病原体引起的严重感染等，后期常常发生恶性肿瘤，并发生长期消耗，以至全身衰竭而死亡。

7. **阴虱**　阴虱病是虱病的一种，是由寄生在人体阴毛和肛门周围体毛上的阴虱叮咬附近皮肤，而引起瘙痒的一种皮肤接触性传染性寄生虫病。通常由性接触传播为主，也可以是间接接触传播（如公共浴所衣物、衣柜接触传播，完全与性生活无关），常为夫妇共患，而以女性为多见。阴毛上可以看到

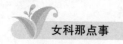

虫体或者虫卵。

8. 乙肝　慢性乙型肝炎是由于感染乙型肝炎病毒（HBV）引起的。乙型肝炎患者和 HBV 携带者是本病的主要传染源，HBV 可通过母婴、血和血液制品、破损的皮肤黏膜及性接触传播（尽管大部分患者并不是性生活传播的，但世界卫生组织仍将乙肝归属于性传播疾病；无不洁性生活而患乙肝还被冠以性病，实在是够悲催了）。感染 HBV 后，由于受病毒因素、宿主因素、环境因素等影响，会出现不同的结局和临床类型。部分发展为慢性乙型肝炎，后期会出现肝硬化、肝癌而危及生命。

9. 疥疮　是由人型疥螨寄生于人体角质层内引起的一种瘙痒性皮肤病。可在家庭及接触者之间传播流行。最初通常为轻微红斑而无症状，直到侵袭 1 个月后才出现特征性瘙痒和皮疹。临床表现以皮肤柔嫩之处有丘疹、水疱及隧道，外阴或阴囊瘙痒性结节，夜间瘙痒加剧为特点。螨的数量在侵袭人体后 3 个月达到高峰，然后下降。影响因素：与宿主的局部免疫特性及皮肤的特异性生理特点有关。

并不是所有性病都可以治疗，预防性病最佳途径有两个：一是洁身自好，避免不洁性生活；二是使用优质的安全套。

如果有了可能被感染的性生活后该怎么办？

如果你对某次性生活不放心，事后可以这样做。

（1）用温开水轻柔地清洗阴部，不要用任何药物、不要用刺激性强的清洁剂、不要用力搓洗。

（2）不要自行购药、服药。

（3）到正规医院妇科、男科、性病科就诊，详细告诉医生情况，听从医生安排进行必要的检查。

（4）如果医生告诉你没有被感染性病的证据，需要回家观察，就可以正常生活，定期复诊。当然，在没有完全排除感染前，注意不要感染你的性伴侣，可以暂禁性生活或采取安全套等隔离措施。性病都有一定的潜伏期，例如，淋病的潜伏期为 1~10 天，大部分在 5 天内发病；尖锐湿疣是 3 周至 8 个月，多在 3 个月内发病；非淋性尿道炎潜伏期为 1~3 周；生殖器疱疹潜伏期：2~20 天，平均 6 天；梅毒潜伏期：2~3 周；性病性淋巴肉芽肿潜伏期：6~21 天，平均 7~10 天；HIV 为 3 个月，3 个月之后血液检查呈现阳性。可

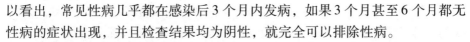

以看出，常见性病几乎都在感染后 3 个月内发病，如果 3 个月甚至 6 个月都无性病的症状出现，并且检查结果均为阴性，就完全可以排除性病。

当然，最好预防性病的办法就是洁身自好，不要让自己有被感染的机会。

什么是衣原体，它对妊娠有什么影响？

衣原体是一大群与革兰阴性菌有密切关系的专性真核细胞内寄生的原核微生物，仅有 1 个科，1 个属，包含鹦鹉热衣原体、沙眼衣原体、肺炎衣原体 3 种。衣原体感染后在细胞内繁殖，抑制感染细胞的代谢，溶解破坏细胞并导致溶解酶释放，代谢产物的细胞毒作用引起变态反应和自身免疫反应。

传播途径：性传播（衣原体主要存在于宫颈黏液、尿液和精液等分泌物内）、接触传播、产道传播和通过带有衣原体的器物间接传播。

衣原体感染可引起沙眼，导致失明。

泌尿生殖道感染衣原体后，引起的疾病男性为非淋菌性尿道炎，表现为尿道刺痒、烧灼感和排尿困难，少数有尿频。女性主要为非淋菌性泌尿生殖道炎，引起宫颈炎、盆腔炎、卵巢周围粘连、输卵管通而不畅或梗阻，导致不孕。

孕妇感染衣原体后，上行感染可引起流产、早产、胎儿宫内发育迟缓、低体重儿、胎膜早破、胚胎停育、胎儿畸形等不良后果。

衣原体围生期感染主要有宫内感染、产道感染和接触传播，其中产道感染是主要途径。患衣原体感染的母亲，其新生儿感染率 50%~70%，其中眼结膜感染约占 33%，呼吸道感染约占 16.7%。对于血清 IgM 阳性、涂片检查也为阳性的，需重点治疗。

治疗方法：

（1）预防再次感染或者夫妻间传播。夫妻双方同时治疗，治疗期间要行工具避孕或隔离，避免交叉感染，还可以同时加用外洗的药物，以增强疗效。

（2）抗生素治疗，四环素类、大环内酯类均可。妊娠早、中期用药要更多考虑对胎儿的影响。

（3）反复感染较为顽固的衣原体也可以加用中医中药辨证治疗。

为什么支原体、衣原体感染会引起不孕？

到医院咨询过孕前检查的朋友都知道，孕前检查在各家医院都会有支原

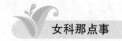

体和衣原体的检查项目，而且该检查的阳性检出率很高，患者因为缺乏对本病的了解而感到非常紧张。又因为支原体、衣原体感染临床称为"非淋菌性尿道炎"，属于性传播疾病的范畴，往往可能会导致夫妇双方的相互误会及猜疑，影响家庭和睦。

那么支原体、衣原体感染究竟是什么样的疾病？对身体的影响有哪些方面？支原体、衣原体感染能不能导致不孕？我们应该怎样对待呢？其实，该病属于常见病，并不像大多数人理解的那样可怕，也与我们平素见到的性传播疾病有着很大的不同，必须正确认识。

首先让我们了解一下什么是支原体、衣原体。从微生物学上看，支原体属于介于细菌和病毒之间的一种特殊微生物，无细胞壁，属正常阴道菌群的一种。从生殖道分离出来的支原体有人型支原体和解脲支原体两种。衣原体是一种不同于病毒的在宿主细胞内发育繁殖的微生物，女性生殖道衣原体感染主要为沙眼衣原体，其主要感染柱状上皮及移行上皮，可引起宫颈黏膜炎、子宫内膜炎、输卵管炎，最终导致不孕或异位妊娠（输卵管妊娠），另外，除引起生殖道感染外，衣原体还会引起尿道炎、直肠炎、眼包涵体结膜炎及新生儿肺炎等疾病。

支原体、衣原体临床无明显症状或无症状，患者往往不易察觉，只是在做育前检查或孕前检查时偶然发现，少数有症状的患者表现为阴道分泌物增多、呈黏液脓性，性交后出血或月经间期出血，排尿困难、尿频、尿急，妇检可见宫颈管脓性分泌物，宫颈管黏膜外翻、红肿等。支原体、衣原体能引起输卵管炎，若症状较重可出现盆腔广泛粘连，输卵管粘连、堵塞，远期有导致异位妊娠和不孕的可能。一般认为衣原体感染对妊娠有一定影响，尤其是在分娩时可经产道感染新生儿从而导致新生儿肺炎或新生儿眼结膜炎。此外，孕期衣原体感染还会引起流产、早产、胎膜早破及产后子宫内膜炎。所以支原体、衣原体感染是不能被忽视的，夫妇双方都应该在孕前检查。一旦确定一方或双方有支原体、衣原体感染，即应立即在医生的指导下开始治疗，治疗方法以中西药结合、内外合治，取效颇佳。且治疗期间一定要遵医嘱，一般用药2周、停药3周后复查，因为复查太早会出现假阳性，给患者带来不必要的麻烦。治疗开始到复查期间禁止同房，一般均可1个疗程治愈。

需要注意的是，支原体、衣原体的传播途径多样而隐蔽，不易防范，加之没有抗体所以有容易复发的特点。建议在准备怀孕前3个月检查为佳，不宜检查过早。当支原体、衣原体治愈 6 个月后仍未受孕，需要夫妇双方再次复查以防再次携带。

梅毒对生育有什么影响？

先天性梅毒又称胎传梅毒，多通过母婴垂直传播，是梅毒螺旋体由母体经胎盘及脐静脉进入胎儿血循环所致。

先天性梅毒是因为胎儿时期母胎垂直感染所致。多发生于妊娠 4 个月后，轻者可正常分娩，但常有较严重的内脏损害，病死率高，重者可流产、死胎；先天性梅毒包括早期梅毒及先天潜伏梅毒。临床表现主要有三类：①死产，胎儿呈浸软状态，全身各脏器具有大量梅毒螺旋体，此型罕见；②出生时或生后 4 周内出现肝脾肿大、皮疹、黄疸和贫血等症状，此类患儿病死率高；③出生时或新生儿期无症状，在生后数月或数年出现症状，如关节肿胀、假性肢体麻痹等。

妊娠期梅毒筛查是诊断的必要手段。为了加强对本病的早期干预，倡导孕期检查时进行梅毒筛查，如阳性或阴性但有高度可疑者应进一步行梅毒特异性抗体检查。

对高危孕妇，妊娠第 7 个月和分娩时进行相关性实验检查和梅毒血清检查，对于检出胎儿、新生儿妊娠期获得性梅毒至关重要。

如果胎儿于妊娠晚期感染梅毒，新生儿出生时常无症状，血清学反应也可能阴性，易漏诊。孕妇梅毒患者，尤其是早期梅毒和Ⅱ期潜伏梅毒，此时母亲无特异临床表现，但是可通过胎盘传给胎儿，对胎儿影响很大。

妊娠期发生的Ⅰ期、Ⅱ期梅毒如未治疗，100% 会影响胎儿，其中 50% 的这类妊娠会导致早产或围生儿死亡。孕妇接受抗梅毒治疗，出生的胎儿即使感染梅毒，症状也较轻，主要表现为皮肤损害；而孕妇在产前没有得到诊断或治疗者，新生儿脏器多受累，病情重。因此，受孕后的筛查和治疗是预防先天性梅毒的关键。

如何应对妊娠期艾滋病？

人类免疫缺陷病毒是一种 RNA 逆转录病毒，特异性地感染 CD4$^+$T 淋巴细胞，CD4$^+$T 淋巴细胞遭到破坏，患者免疫功能不断下降，易致多种机会感染

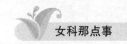
及恶性疾病。目前妊娠妇女的 HIV 感染已成为全球艾滋病流行中最令人关注的问题。

临床表现：HIV 感染后，随着病情发展临床上可分为四期。

Ⅰ期：急性感染期，在感染病毒后数周，症状近似单核细胞增多症，出现病毒血症，以后急性感染症状缓解。

Ⅱ期：潜伏期，患者无临床症状，但病毒特异性抗体出现，病毒的复制仍在继续，特别是在淋巴细胞组织中病毒接种物不断增加，患者免疫功能不断减弱，疾病仍在发展。

Ⅲ期：艾滋病前期，患者出现症状，如食欲缺乏、恶心、呕吐、慢性腹泻，持续发热，广泛的淋巴结病及常发生细胞或真菌感染，患者变得衰弱，体重明显下降。

Ⅳ期：获得性免疫缺陷综合征，是 HIV 感染发展的最后阶段。

治疗：对高发人群应常规用血清学方法检出孕妇中的 HIV 感染，对血清阳性者应耐心说明 HIV 感染与妊娠相互的影响、垂直传播的机会及做好咨询，最大限度地减少患者的心理负担，加强护理，给予充足的营养和休息。是否继续妊娠则由孕妇自行选择。适应妊娠的妇女应鼓励其停止滥用毒品和安全地性生活，并对其重点监护、及早发现和预防 HIV 相关疾病的发生，必要时终止妊娠。

预防措施：①母体的抗病毒治疗，可在分娩期减少对病毒的暴露；②预防暴露期及暴露后的感染；③减少新生儿在哺乳期间与 HIV 接触；④抗逆转录病毒的治疗已显示能降低 HIV 垂直传播率。

妊娠期合并乙型肝炎该怎么办?

妊娠合并乙型病毒性肝炎在我国较常见，是孕妇并发的最常见的肝脏疾病。乙型肝炎经血液及性接触传播，妊娠合并乙型肝炎的发病率为0.025%~1.6%，可致孕妇产后出血、弥散性血管内凝血，围生儿早产、胎儿宫内发育迟缓、死胎、新生儿死亡及母婴传播。隐性感染也可导致母亲及子代的慢性疾病。

妊娠期处理首先要根据病毒性肝炎的类型及病情，权衡一下能否继续妊娠，在妊娠的不同时期给予相应处理。处理原则与非孕期相同，目前仍无特效治疗，但应警惕妊娠晚期肝功能恶化，转为重症肝炎。

在妊娠早期，病毒性肝炎可加重妊娠反应，如恶心、呕吐加剧，严重影响进食。妊娠早期患急性乙型肝炎应积极给予治疗，病情好转后行人工流产。虽然目前没有明显的证据认为 HBV 可造成宫内畸形，但是其母婴垂直传播的概率高，应积极进行预防和减少发病率。

HBV 感染已证实可从女方卵细胞、男方精细胞携带病毒致种系传播和宫内传播，因此准备妊娠前，双方要做乙肝、丙肝病毒标志物测定，如 HBsAg 或 HBeAg 或 HBc 阳性，均需做 HBV-DNA 测定；并指导孕前及孕期卫生知识，减少各种病毒性肝炎的感染；如有慢性肝炎，则要积极治疗。

加强孕期检测：孕期检测病毒性肝炎，早期诊断，积极治疗。所有孕妇无论有无病毒性肝炎症状及感染史，均应常规做甲乙丙肝血清标志物检查，阳性者则做特异 DNA 或 RNA 测定，预测垂直传播的危险性。

单纯疱疹病毒感染对生育的影响

单纯疱疹病毒分为Ⅰ型和Ⅱ型。根据流行病学调查，Ⅰ型 7% 以上主要发生于口、咽、鼻、眼和皮肤等部位，即单纯疱疹。但是有口交及异常性行为者，可发生在阴部或肛周。Ⅱ型常见于生殖器疱疹中，可从生殖器病灶分离到。HSV-Ⅱ主要潜伏于骶尾神经节中，以后如果遇到发热、受凉、神经创伤、机械性刺激、食物、药物等激发因素，可使处于潜伏状态的病毒激活，经周围神经到达皮肤黏膜表面，而出现复发性疱疹。

单纯疱疹病毒原发感染以 6 个月至 3 岁的婴幼儿为最高易感期，到成年 70%~90% 的人有 HSV-Ⅰ的抗体。HSV-Ⅱ的抗体随性成熟逐渐升高。原发感染后 1 周左右，血中出现中和抗体（IgM、IgG、IgA）。严重的原发感染或经常性复发感染，抗体水平有所增高。这些抗体不能阻止重复感染或潜伏病毒的复发，但可以减轻疾病的严重程度。原发性生殖器疱疹，其潜伏期为 2~7 天，通常为 3~5 天。患部先有烧灼感，原发损害是一个或多个小而瘙痒的红丘疹，迅速变为小疱，3~5 天后，小疱糜烂或溃疡、结痂，有疼痛。一般原发性生殖器疱疹均伴有淋巴结肿大、压痛，经 1~2 个月才缓慢消失。复发性生殖器疱疹，首次感染 1 年之内，半数患者有复发。

如果妊娠期间被感染，还会感染胎儿，造成早产、死产及胎传性疾病。该病毒与宫颈癌的发病有关，使宫颈癌的发病率增加 5 倍。

单纯疱疹病毒非常顽固，一旦感染，很难完全清除掉，只要免疫力低下

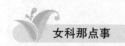

时就会复发，一年 6 次以上就算频发了。

对于频发的人可以使用抗病毒的慢性抑制疗法 6~12 个月，加上提高免疫力的药物，中药有望使其得到控制。

另外，加强锻炼、提高免疫力是减少复发最好的办法。

风疹病毒感染对生育的影响

风疹是指由风疹病毒感染引起的以皮疹及耳后、枕部淋巴结肿大为临床表现的传染病。成人和儿童感染后病情均较轻，妊娠期风疹病毒感染对孕妇影响也较小，但对胎儿危害极大，可导致流产、畸形及新生儿先天性疾病等，一直受到研究者的广泛重视。

确切的风疹病毒使胎儿致病和致畸的机制尚不十分清楚。目前认为风疹病毒通过垂直传播的方式使胎儿致病，即母体形成病毒血症，通过血液胎盘屏障造成胎儿感染。在慢性感染者 2 倍体细胞中出现染色体断裂畸变。风疹病毒可使 3 个胚层受累，尤以外、中胚层更甚，这可能是受感染胎儿产生先天性疾病的发病机制。其主要的病理改变为器官炎症（脑炎、肝炎和视网膜炎等）和畸形（小头、小眼球、动脉导管未闭以及室间隔缺损等）。

临床特征：风疹病毒感染后潜伏期较长，平均为 18 天，前驱症状为发热不适、轻度鼻炎和颈部及枕部淋巴结肿大并有明显压痛，1~2 天后出疹，为散发性浅红色小斑丘疹，皮疹 3 天消退，与麻疹相似，出疹前后鼻咽分泌物可分离到风疹病毒病原体，血清中可检测出风疹病毒抗体 IgM。

治疗：妊娠期风疹病毒感染至今尚无特异、确切的治疗方法，预防母体感染是目前最好的治疗。

预防：对妊娠 4 个月内，尤其是妊娠早期的孕妇进行风疹病毒的血清学检测是十分必要的。对孕妇风疹病毒感染的监测应从孕早期开始，监测的指标应是风疹病毒的 IgM 和 IgG 抗体；对风疹病毒 IgM 阳性的孕妇应定期多次检测，尤其是风疹病毒 IgM 持续超过 3 个月不消失者，应高度怀疑宫内感染的可能。对确定有风疹病毒宫内感染者应劝其终止妊娠。

弓形虫感染对生育的影响

弓形虫病又称弓形体病，是由弓形虫所引起的人畜共患病，在人体多为隐性感染。发病者临床表现复杂，其症状和体征又缺乏特异性，易造成误诊，主要侵犯眼、脑、心、肝、淋巴结等。孕妇受染后，病原体可通过胎盘感染胎儿，直接影响胎儿发育，致畸严重，其危险性较未感染孕妇高 10 倍，影响优生，成为人类先天性感染中最严重的疾病之一，已引起广泛重视。

先天性弓形虫病多由孕妇于妊娠期感染急性弓形虫病（常无症状）所致。前瞻性研究表明先天性感染的发生率和严重性与孕妇受染时间的早晚有关：妊娠早期感染弓形虫病的孕妇，如不接受治疗则可引起 10%～25% 先天性感染而导致自然流产、死胎、早产和新生儿严重感染；妊娠中期与后期感染的孕妇分别可引起 30%～50%（其中 72%～79% 可无症状）和 60%～65%（其中89%～100% 可无症状）的胎儿感染。受染孕妇如能接受治疗，则可使先天性感染的发生率降低 60% 左右。

先天性弓形虫病的临床表现不一。多数婴儿出生时可无症状，其中部分于出生后数月或数年发生视网膜脉络膜炎、斜视、失明、癫痫、无脑儿、颅内钙化、肾上腺缺如、多囊肾、联体畸胎、精神运动或智力迟钝等。

预防方法：

（1）应在怀孕早期进行血清抗体检查，优生四项（TORCH）如果为阴性（即没有感染过），注意预防感染，并定期复查；一旦发现孕妇出现急性感染，即给予积极治疗，同时对胎儿进行羊膜穿刺和超声检查。如果发现胎儿有明显的病症，父母可考虑终止妊娠。

（2）注意饮食卫生，肉类要充分煮熟。

（3）远离宠物。

（4）要注意日常卫生，如果接触动物排泄物后要认真洗手。

巨细胞病毒（CMV）感染对生育的影响

致人类疾病的为人巨细胞病毒（HCMV），在人群中感染非常普遍，国内先天性 CMV 感染率为 0.5%～1.12%。CMV 大多数临床上呈不显性感染或潜伏感染，多数在儿童期或少年期受 HCMV 感染后获得免疫。HCMV 宫内感染可导致胎儿畸形、智力低下和发育迟缓等，严重者可引起全身性感染综合征，称为巨细胞包涵体病（CID）。

HCMV 宫内感染在先天性病毒感染中最常见，分为原发和复发两种。原发指胎儿在妊娠期间感染。复发是指婴儿在 IgG 抗体存在的情况下发生感染。

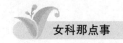
妊娠原发感染垂直传播到胎儿的发生率约40%，妇女妊娠前存在巨细胞病毒的抗体，仅有0.15%~1.10%先天感染的危险。HCMV感染一方面使细胞吞噬溶解功能、抗原提呈功能、分泌抗病毒细胞因子和调节因子的功能显著降低；另一方面通过抑制辅助性T淋巴细胞功能或下调感染细胞MHC-I类抗原表达，间接抑制细胞毒性T淋巴细胞（CTL）的产生及其功能的有效发挥，易致孕妇发生严重的病毒感染。

胚胎感染病毒后，可以直接影响胎儿发育，在妊娠早中期造成胎儿宫内生长受限。病毒感染胎盘后，造成胎盘功能障碍，发生非均匀性和混合型胎儿宫内生长受限。在有症状的婴儿中，90%的婴儿会遗留后遗症。

临床特征：患儿躯体小、肝脾大、黄疸、血小板减少、小头畸形、脉络视网膜炎、听觉及视觉损害和智力发育迟缓。听力丧失是HCMV宫内感染最常见的神经系统病变。

治疗与预防：阿昔洛韦是临床使用最广泛的抗HCMV感染的药物，但因其有一定的毒副作用，不适宜孕妇使用。疫苗不能降低HCMV的排除率，且活疫苗的安全性有待进一步证实。因此，到目前为止对于HCMV感染仍没有安全有效的治疗方法，产前诊断是预防HCMV宫内感染的有效途径。

人乳头瘤病毒感染与癌症的关系

几乎90%以上的宫颈癌病例都可以追溯到HPV感染，其中，高危型HPV感染是引起外生殖器癌、子宫颈癌和高度宫颈上皮内瘤变的主要原因，HPV大多是通过性行为进行传播，但接触不干净的卫生洁具和用品后也可沾染。长期、持续、高负荷的HPV感染期间，免疫力低下时，会引起宫颈的癌前病变和宫颈癌。因此，感染期间，遵医嘱进行正规治疗，有效地清除病毒，阻断其向宫颈癌的发展是极有必要的。

如果不幸感染了高危型HPV病毒，定期检查才是明智之举。如果经过组织活检，发现了宫颈癌前病变，就应该尽早在妇科医生的指导下接受激光、微波、宫颈环切术和宫颈锥切术等治疗。

那么，如果感染了HPV，又该如何来预防宫颈癌的发生呢？

首先，要遵照医生提供的治疗方法进行正规治疗，切忌讳疾忌医或者抱有侥幸心理，概率学相对于有HPV高危感染的个体来说并没多大的实际意义，一旦癌变，就是100%。

其次，要有健康的生活方式、良好的饮食习惯。不熬夜，不过度劳累，做到劳逸结合、饮食有节、起居有常、合理运动，坚持循序渐进地锻炼，不断提高自身免疫力。

最后，要拥有积极乐观的生活态度。不过分关注自身疾病，转移注意力，内心恬淡虚无。

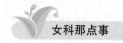
八、优生及不孕

"女性不孕" 就诊总攻略！

1. 就诊时间　当育龄夫妇同居 1 年以上，性生活正常，未采用任何避孕措施，女方不能受孕，或女方虽能受孕但不能怀胎、分娩者，应及时就诊。

此外，一对正常的夫妻在未避孕、有规律性生活的情况下，3 个月的受孕率大概在 70% 左右。如果一对新婚夫妇，从未做过婚检或优生检查，在未避孕、有规律性生活的情况下，3 个月后女方未受孕就应该到医院进行检查。并且应该夫妻同时就诊。

2. 初诊检查

（1）经期检查（月经第 2~4 天）：①超声：彩超检查了解基础卵泡发育情况；②内分泌六项：了解基础内分泌情况。若出现经期延长或月经后期、闭经，可于任何时间空腹抽血查内分泌。

（2）非经期检查：月经规律者建议月经第 10~12 天，检查前 24 小时不同房。盆腔彩超（了解子宫、内膜及卵泡发育情况）、妇科检查、白带常规、支原体、衣原体。

而优生四项、女性不孕免疫学检查、染色体、乙肝、丙肝、艾滋病和梅毒这些检查在经期或者非经期都可以进行，但因其和内分泌检查都是以血液为标本检测的，可在经期一次性完成抽血。

3. 特殊检查

（1）输卵管通畅程度检查：如以上检查无特殊发现，盆腔检查考虑盆腔炎症时，经治疗后需进行输卵管通畅程度检查；或经检测排卵正常，并按照医嘱同房 3 个周期，仍未怀孕者也建议进行该项检查，尤其是有流产史或盆腔炎病史者。但因输卵管检查有一定创伤性，检查前建议男方务必进行精液检查排除男方因素导致的女性不孕。目前输卵管通畅程度有 4 种检查方法：

子宫输卵管造影术（HSG）、输卵管通液术、子宫输卵管超声下造影术、宫腔镜下通液术。医生将结合患者的不同情况建议患者进行选择。检查时间为月经干净后 3~7 天，期间不能同房。检查前需完善血常规、传染病四项、白带常规以及心电图检查，以保证检查的安全性。

（2）宫腔镜检查：复发性流产考虑子宫因素者需进行宫腔镜检查。此外宫腔镜既可以是一项检查，也可以在检查中进行宫腔镜下手术。如子宫纵隔分离、子宫内膜息肉剔除、宫腔粘连分离、子宫黏膜下肌瘤摘除等。检查时间及注意事项与输卵管检查相同。

5. 怎样看初诊化验单

（1）内分泌：包括孕酮（P）、睾酮（T）、雌二醇（E_2）、泌乳素（PRL）、促卵泡生成素（FSH）、促黄体生成素（LH）以及甲状腺激素检查。排卵后血孕酮低值多见于黄体功能不全、排卵性功能失调性子宫出血等。血睾酮值增高，称为高睾酮血症，可引起不孕；多囊卵巢综合征患者也可出现血睾酮值升高。血雌二醇低值常见于卵巢功能低下、卵巢早衰。泌乳素在非哺乳期的增高即为高泌乳素血症，过多的泌乳素可抑制 FSH 及 LH 的分泌，抑制卵巢功能并抑制排卵。FSH 低值可见于雌孕激素治疗期间，其升高多提示卵巢早衰、卵巢不敏感综合征、原发性闭经等。当 FSH 高于 40mIU/ml 时，患者将对克罗米芬之类的促排药无效。LH 低于 5mIU/ml 提示促性腺激素功能不足，高 FSH 再加上高 LH 则提示卵巢功能衰竭。

（2）优生四项：弓形虫病发病率 4%~9%，胎儿宫内感染率 0.5%~1.0%，在妊娠早期（<3 个月）多可引起流产、死胎或发育异常。风疹病毒在妊娠 1~3 个月感染发生率最高，可引起胎儿的先天性风疹综合征三联征：心血管畸形、先天性白内障和耳聋。孕妇初次感染巨细胞病毒可通过胎盘侵袭胎儿神经系统、心血管系统等，引起流产、死胎。单纯疱疹病毒在妊娠 20 周以前感染胎儿，流产率达 34% 左右，引起孕妇先天性感染的主要是 HSV-II 型。

（3）女性不孕免疫学检查：包括抗精子抗体-IgG、IgM；抗心磷脂抗体-IgG、IgM；抗子宫内膜抗体-IgG、IgM；抗卵巢抗体；抗 HCG 抗体；抗透明带抗体。以上是与免疫性不孕密切相关的检查项目。

孕前检查的必要性

全国每年有近 100 万缺陷儿出生，其中 30% 在出生前后死亡，40% 造成

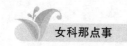

终生残疾，只有30%可以治愈或纠正。因此，我们要重视孕前检查，以降低出生缺陷及先天畸形的发生。

通过孕前检查，不仅可以让准爸妈们了解自己的健康情况，而且及早发现、及时治疗可能影响生育的疾病，如传染性疾病、子宫肌瘤、子宫畸形、生殖道的感染等疾病。还可以了解自身是否有染色体异常，会不会遗传给下一代，需不需要做PGD（即种植前基因诊断，也就是"第三代试管婴儿"）。此外，孕前检查还可以普及孕前的健康教育、指导，提倡优生优育，加强优生宣教，培养健康的行为、习惯，了解围产期保健的相关信息，减少出生缺陷的发生，有利于优生和胎儿健康。

孕前检查主要是针对生殖系统和遗传因素所做的检查，一般在备孕前3个月做检查，夫妻双方都要检查。

女方的孕前检查时间包括经期和非经期检查，内分泌六项则需要月经第2~5天做检查。盆腔彩超（了解子宫、内膜、卵巢及卵泡发育情况）、妇科检查、白带常规、支原体、衣原体等都最好在月经干净3天后进行检查（非经期），优生四项、染色体、乙肝、艾滋病这些检查经期非经期都可以做。

男方的精液分析、抗精子膜抗体、精子功能、精子 DNA 完整性、精浆生化等应在禁欲3~7天后进行，还要做支原体、衣原体、血型、优生四项、染色体核型、彩超（阴囊、双侧睾丸、精索静脉以及前列腺和精囊腺）及乙肝、梅毒等相关检查，如果检查内分泌六项时要清晨空腹抽血。

女方在体检当天要空腹抽血，在进行孕前检查的3~5天要饮食清淡，注意休息。

男方检查前要有规律的生活方式，饮食全面、均衡，精液常规检查尽量在医院取精室取精，保证取精容器无污染，应保持精液温度与体温相近，取精应完整，并尽快送往实验室。

孕前检查可以让您规避常见的优生风险，让您安心地孕育。

孕前检查项目知多少！

一般建议在孕前3~6个月开始做检查，包括夫妻双方。女方的孕前检查最好是在月经干净后3~7天之内进行，注意检查前最好不要同房。夫妻双方至少提前3个月进行孕前检查为宜。

检查时间：孕前，备孕期。

检查项目：女性孕前项目检查见表8-1。

表8-1　女性孕前检查项目

检查项目	检查内容	检查目的
血常规	常规血液学检查	及早发现贫血等血液系统疾病，这项检查还可测得红细胞的大小（MCV），有助于发现地中海贫血携带者
生殖系统检查	通过白带常规筛查滴虫、真菌、支原体、衣原体感染，梅毒等疾病	检查是否有妇科疾病，如患有性传播疾病，最好先彻底治疗，然后再怀孕，否则会引起流产、早产等危险
优生四项	包括风疹病毒、单纯疱疹病毒、弓形虫、巨细胞病毒	60%～70%的女性都会感染上风疹病毒，一旦感染，特别是妊娠前3个月，会引起流产和胎儿畸形
肝功能	肝功能检查目前有大小肝功能两种，大肝功能除了乙肝全套外，还包括血糖、胆质酸等项目	如果母亲是肝炎患者，怀孕后会造成胎儿早产等后果，肝炎病毒还可直接传播给孩子
尿常规	检查尿液颜色、透明度、酸碱度，细胞检查、管型检查、蛋白质检查、比重检查等	有助于肾脏疾患的早期诊断，10个月的孕期对母亲的肾脏系统是一个巨大的考验，身体的代谢增加，会使肾脏的负担加重
口腔检查	如果牙齿没有其他问题，只需洁牙就可以了，如果牙齿损坏严重，就必须拔牙	如果孕期牙齿要是痛起来了，考虑到治疗用药对胎儿的影响，治疗很棘手，受苦的是孕妈妈和宝宝
妇科内分泌	女性性激素六项：卵泡刺激素、黄体生成素、泌乳素、孕酮、雌二醇、睾酮	月经不调等卵巢疾病的诊断

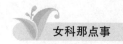

续　表

检查项目	检查内容	检查目的
甲状腺功能检查	甲功五项	避免因甲亢或甲减而引起不孕、流产、胎儿发育迟缓、智力低下等问题
ABO 溶血	包括血型和 ABO 溶血滴度。（检查对象为：女性血型为 O 型，丈夫为 A 型、B 型，或者有不明原因的流产史）	避免婴儿发生溶血症
染色体检查	检查遗传性疾病相关的染色体	有遗传病家族史的育龄夫妇检查染色体是否异常

重点项目解读：

1. 生殖系统检查　准妈妈怀孕前去医院检查生殖系统的主要目的是检查是否有妇科疾病，并根据检查结果确定适宜怀孕的时间。如患有性传播疾病，最好先彻底治疗，然后再怀孕，否则会引起流产、早产等危险。准妈妈可以根据自身健康状况，选择体检项目。

2. 优生四项　检查时间为孕前 3 个月，所有适龄女性都要在孕前去做脱畸检查，尤其是养宠物的女性，更是不能省略这一项孕前检查。60%～70%的女性都会感染上风疹病毒，一旦感染，特别是妊娠前 3 个月，容易引起流产和胎儿畸形。另外，喜欢养宠物的孕妈妈，容易感染弓形虫，造成胎儿畸形。所以，孕前的优生四项检查是很有必要的。

不孕不育 21 步排查法

1. 男性不育 10 步排查

（1）睾丸：是生产精子的工厂，如果睾丸发育不良及其他获得性疾病，可导致生精障碍。

（2）精囊、输精管：精囊和输精管是输送、储存精子和为精子提供能量的重要器官，出现炎症、粘连、阻塞等可导致不育症。

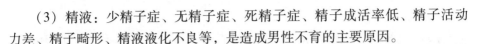

（3）精液：少精子症、无精子症、死精子症、精子成活率低、精子活动力差、精子畸形、精液液化不良等，是造成男性不育的主要原因。

（4）尿道：尿道炎症或细菌、病毒感染等，病原体会直接或间接影响精子的质量，造成不育。

（5）附睾：是连接输精管和睾丸并运行存储成熟精子的地方，病原体微生物的侵蚀、炎症反应或其他疾病均可导致不育症。

（6）前列腺：前列腺液占精液的30%，是为精子提供营养物质的重要部位。出现炎症、感染等，会出现精子成活率低下、活动力差、少精、精液液化不良等问题，造成不育症。

（7）射精功能障碍：常见的不射精、逆行射精等射精功能障碍，精液不能从尿道口射出，导致不育。

（8）性功能障碍：阳痿、早泄等男性性功能障碍，使精子不能正常射进女性的阴道深处，致使不能怀孕。

（9）性激素：性激素水平失调、雄性激素减少等致使生精功能障碍，使精子不能正常产生、成熟、活力下降，致使不能怀孕。

（10）免疫因素：精液中抗原物质与人体免疫系统产生不良反应，出现抗精子抗体等，导致不育。

2. 女性不孕 11 步排查

（1）卵巢：是生产卵子的地方，卵巢发育不良、炎症、囊肿等均可影响卵子生成和发育，导致不孕。

（2）子宫：孕妇孕育宝宝的摇篮，受精卵要在这里着床，并发育成胎儿。很多女性因为宫腔炎症、粘连、子宫内膜异位症、子宫发育不良等问题，导致不孕。

（3）输卵管：是输送卵子的唯一通道，也是精子与卵子结合的地方，由于输卵管炎症、粘连、阻塞等导致不孕，是女性不孕症的主要病因之一。

（4）宫颈口：是精子进入子宫的第一关口，如果发生肿瘤、炎症、糜烂或其他感染，造成宫颈堵塞、变形等，使得怀孕失败。

（5）阴道：阴道的炎症以及感染等，炎症的细胞和病原体会直接或间接影响精子的质量，导致不孕。

（6）排卵障碍：女性的下丘脑-垂体-卵巢轴功能紊乱、伞端粘连等各方面问题，造成排卵异常，也可导致不孕或宫外孕。

（7）盆腔：盆腔的各种炎症、感染等慢性疾病，可造成生殖器官病变、

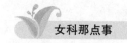

功能失调，并影响受孕。

（8）性激素：性激素水平异常，可引起子宫内膜发育不良、排卵障碍、受精卵不着床等，导致不孕。

（9）内分泌：甲状腺、肾上腺等功能异常，内分泌失调，使女性月经不调、排卵障碍、闭经等，造成不孕。

（10）免疫因素：有一部分夫妻，经检查生殖器官解剖、功能均正常，却无法怀孕，通过排查，是女方产生了抗精子抗体、抗卵巢抗体、抗透明带抗体等不良免疫反应，这种免疫反应会杀灭精子或抑制精卵结合，造成无法怀孕。

（11）全身性因素：部分女性由于身体弱、营养不良、流产后遗症、复发性流产等各种原因引起生育异常。

女性最佳的生育年龄及受孕季节

每一个计划怀孕的女性都会提出几乎相同的问题：什么年龄要孩子最好？一年中什么季节怀孕最好？是的，了解掌握最佳的妊娠生育年龄对于优生优育是至关重要的。

从生理、心理及社会学角度看，女性最佳生育年龄为24~28岁。这个年龄段是女性身体素质、生育能力最高的阶段，能够胜任妊娠和分娩的任务，早产、难产的发生率最低，而且产后身体恢复时间短。这个年龄段也是夫妇双方精力最为旺盛的时期，并且生活也较为稳定，已经有了较为稳固的经济基础，能够有足够的体力和财力去全力以赴照顾下一代。在这个年龄段之前，女性的生殖器官和骨盆的发育尚未完全成熟，夫妇双方的生活能力和经济能力尚未充分建立，此时妊娠、分娩造成的生理、心理及生活方面的额外负担对母亲和婴儿的健康都会带来不利影响，而且不良孕产和难产的概率也会增加，甚至会给婴儿带来严重的并发症。在此年龄段之后生育，尤其是超过30岁以后才考虑生育，则增加了受孕、分娩的困难，特别是在分娩时导致难产和并发症的概率增加。如果35岁以后计划生育，那么上述风险就显著增加。因为女性在35岁以后卵巢功能逐渐趋向衰退，卵子质量下降，其中的染色体畸变率大，容易造成不孕、流产、胎儿宫内停止发育和胎儿畸形。所以女性24~28岁是较为科学的最符合优生观点的最佳生育年龄段。

了解了最佳生育年龄，那么一年中什么时间怀孕最好呢？

夫妇双方在制订生育计划时，对理想的怀孕月份和怀孕季节的选择是非常重要的。因为胎儿在怀孕的第 3 个月和第 6 个月这两个时段是大脑生成期和脑细胞分裂期，如果这两个时期正好处于气候宜人、瓜果飘香、营养食物充分的时候，那就会有利于胎儿神经系统的生长发育，生出一个健康聪明的宝宝的概率大大增加。

结合我国地域特点和自然特点，一般认为一年中最佳的怀孕月份是 4~7 月这一时间段。受孕后的第 3 个月是胎儿大脑皮层开始形成的时间，脑细胞的发育迅速，此时也是胎儿最需要营养物质的时候，而大脑皮层沟纹的多少和深浅决定了今后孩子的智力水平的高低。在这一时间段怀孕，在胎儿发育到 3 个月时已经避开高温季节，此时温度适宜，蔬菜和水果等营养食物供应充足，孕妇食欲也渐渐增加，有利于母体摄取足够的维生素和矿物质，而这些营养物质非常有益于胎儿大脑的发育和神经系统的健康生长。而且这几个月温度适中，孕妇不易患感冒等疾病。秋高气爽，满树金黄，自然界的美景给孕妇带来了愉悦的视觉享受，能够使其心情舒畅，有利于母体自身和胎儿的健康。掌握最佳生育年龄和怀孕季节是优生优育的第一步，但是也不可完全拘泥于这些时间段；每个人，每一个家庭都有其各自的具体情况，应在其他条件都允许的条件下尽量遵照该时间段方是最合理最正确的选择。

女性排卵周期是怎样计算的？

很多准备怀孕的女性朋友都想知道自己排卵期是哪一天，以便在这时同房，提高受孕概率。那么怎样计算自己的排卵期呢？假设女性月经周期较规律，那她的排卵日期一般在下次月经来潮前的 14 天左右，下次月经来潮的第一天算起，倒数 14 天或减去 14 天就是排卵日，排卵日及其前 5 天和后 4 天加在一起称为排卵期。例如，某女的月经周期为 28 天，本次月经来潮的第一天在 1 月 2 日，那么下次月经来潮是在 1 月 30 日（1 月 2 日加 28 天），再从 1 月 30 日减去 14 天，则 1 月 16 日就是排卵日。排卵日及其前 5 天和后 4 天，也就是 1 月 11~20 日为排卵期。除了月经期和排卵期，其余的时间均为相对安全期。但是也不可完全拘泥于排卵期才同房，我们建议应该遵循自然，双方若有性需求即可同房，若每月仅仅排卵期那几天才同房，反而会降低受孕概率。另外，计算排卵期仅仅能为我们提供粗略的排卵时间，若想了解确切的排卵时间，需要在排卵时间段内检测卵泡的生长状况，B 超是检测卵泡发

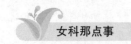

育情况的首选方法，通过该检查可以获得卵子生长的形态、大小等信息，并可较为准确地推测排卵时间。监测卵泡发育一般从上次月经第 1 天开始计算，第 12 天去检查 B 超，以后每 2 天检查 1 次，直至排卵完成。

准妈妈常见孕前检查有哪些？

随着社会进步和人们生活水平的提高，健康观念已逐渐深入人心，对下一代素质和健康的关注是每一个家庭所关心的问题。未病先防是避免出生缺陷的最好方法。孕前检查是发现生育隐患的基本检查，我们建议有怀孕计划的准父母应在孕前 1~2 个月进行一次相关检查，全面了解身体状况。这对孕育一个聪明健康的小宝宝非常有益。对于准妈妈来讲应做好以下孕前检查。

1. 血常规　目的是发现是否患有血液系统疾病，如贫血，因为母亲贫血会导致孩子发育不良，造成新生儿抵抗力下降，生长发育落后。亦可出现产后出血、产褥感染等并发症。

2. 尿常规　有助于肾脏疾病的早期诊断，十月怀胎是一个漫长的生理过程，身体的代谢增加，对肾脏系统是一个全面的考验，若肾脏功能不良会造成母体代谢障碍，严重时出现尿毒症。

3. 大便常规　了解消化系统是否有疾病及寄生虫感染。不及时发现，会造成流产、胎儿畸形。

4. 乙肝六项和肝功能　目的是发现是否有肝炎和肝脏损伤等。如果母亲是病毒性肝炎患者没有被及时发现，怀孕后会造成非常严重的后果，如可造成早产或新生儿死亡。肝炎病毒还会垂直传播给孩子。

5. 优生四项检查　包括弓形虫、单纯疱疹病毒、巨细胞病毒、风疹病毒。这些病原体常可通过胎盘传给胎儿，引起围产期感染，导致流产、死胎、早产、先天性畸形和智力障碍等各种异常结果。

6. 白带常规　检查是否有滴虫、真菌、细菌的感染。如果患有性传播疾病，最好是先彻底治疗，然后再怀孕。否则会引起流产、早产、胎膜早破等危险。

7. 内分泌功能检查　有助于发现月经不调等疾病的原因。

8. 支原体、衣原体　支原体和衣原体感染是常见的感染，研究表明携带支原体和衣原体妊娠有导致胎儿畸形和流产的可能，故应该早检查早治疗，防患于未然。

9. 人乳头瘤病毒、宫颈脱落细胞学检测、阴道 B 超检查、染色体检查

有遗传病家族史、曾分娩过先天性疾病的婴儿以及 35 岁以上的孕妇应听从医生建议做染色体检查、羊膜穿刺术、绒毛膜取样术，以便能做到早发现、早预防。

孕期检查为什么很重要？

妊娠是一个特殊的生理过程，在此期间孕妇容易受到某些致病因素的影响进而对自身健康和胎儿的正常生长发育造成伤害，因此妊娠期妇女应该定期到医院进行专科检查以确保母体和胎儿的健康。在生育年龄段的女性一旦出现月经停止应及时到医院检查以确认是否怀孕。一经确认怀孕就要在医生的指导下开始进行孕期检查、产前检查，一旦发现胎儿畸形或有严重遗传性疾病，可能就要及时终止妊娠。若发现妊娠并发疾病，则应该尽早治疗以保证优生优育和母婴健康。具体检查内容如下：月经延期 10~15 天到医院检查确认是否怀孕，并确认是否为宫内妊娠；孕 11~14 周超声测量胎儿颈项透明层厚度；孕 12 周到医院妇产科门诊做常规围产期检查（孕 28 周前每 4 周检查 1 次）；孕 16 周完善各项血液检查；孕 18~20 周到妇产科围产保健室登记建立保健手册；孕 22~24 周行超声检查以排除胎儿畸形；孕 24 周行葡萄糖筛查以排除妊娠期糖尿病；孕 26~30 周行三维超声检查以排除胎儿结构发育畸形（孕 28 周后需要每 2 周进行 1 次常规产前检查）；孕 32~34 周行胎儿心电图检查；孕 35 周每周检查 1 次，同时进行胎心监护 1 次；孕 37 周行超声检查；临产前复查超声 1 次以排除脐带绕颈及了解羊水数量和胎盘成熟度；孕 40 周后每 3 天常规体检 1 次。以上为孕期检查的大概时间，孕妇需要了解孕期检查的重要性并按期到医院检查以确保母婴平安。

流产后多久可以再怀孕？

流产对于妇女来说是一件大事，要消耗大量的体力和精力。因此妇女流产后，体力需要一段时间恢复，子宫和卵巢需要"休整"，大多数流产往往还要刮宫或吸宫以清除宫腔内的残留组织，这就使子宫内膜受到损伤，要恢复正常就得有一段时间的调养，这种情况下如若想再次受孕一定要等待子宫内膜修复完好后。因为受精卵是种植在子宫内膜上的，流产后的子宫内膜受到

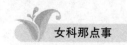

损伤，如果新的子宫内膜尚未长好又怀孕了，此时子宫内膜薄，受精卵不容易着床或者容易脱落，会造成再次流产。另外，如果是药物流产后马上再次受孕，中间间隔时间短，那么第二次怀孕时的受精卵发育会受到影响，很有可能发育异常，从而导致再次流产或胎儿畸形。欲速则不达，流产后想再次怀孕的夫妇，如果急急忙忙受孕，反而会适得其反。因此一般来讲，流产后至少间隔半年，最好1年后再怀孕比较适宜。因为人经过半年到1年的休息后，无论是体力、内分泌还是生殖器官功能的恢复都对妊娠有利。再有，如果第一次流产是因为受精卵异常所致的话，那么，两次妊娠期相隔的时间越久，再次发生异常的情况相对来说就会越少。

怀不上孩子是什么原因导致的？

不孕不育疾病，是一件令很多家庭痛苦的事情。让我们一起看一看怀不上孩子的原因都有哪些？

1. 阴道因素 因阴道闭锁或阴道纵隔等先天因素引起性交障碍或困难，从而影响精子进入女方生殖道。由于真菌、滴虫、淋球菌等感染造成阴道炎症改变了阴道生化环境，降低精子活动力和生存能力，从而影响受孕机会。

2. 宫颈因素 宫颈狭窄、息肉、肿瘤、粘连等均可影响精子通过；慢性宫颈炎，其炎性渗出物有杀精作用；宫颈黏液中存在抗精子抗体，不利于精子穿透宫颈管或完全使精子失去活动能力，其中值得注意的是人工流产术后所致的宫颈粘连，尤其是反复人流时更容易造成这一严重并发症，把精子拒之于宫颈口之外。

宫颈管的先天性异常多伴有月经异常或痛经，女孩子在初潮后就会去医院检查。而淋病奈瑟菌等所致宫颈炎则是通过性生活感染的，常导致宫颈管闭锁或狭窄。

宫颈内口松弛症是引起复发性晚期流产而致不孕的常见原因之一。当妊娠月份增大胎囊重量增加超过宫颈管的承受能力时，宫颈管扩张，胎囊鼓出并破水，胎儿及胎盘相继排出，常发生在妊娠3个月以后。

3. 子宫因素 先天性无子宫、幼稚型子宫及无宫腔的实性子宫等发育不良或畸形都会影响女子的生育能力。子宫后位或严重后屈、子宫内膜炎症、宫腔粘连都是造成不孕的原因。

约75%的子宫内膜异位症患者有不孕史，这是因为它会引起子宫后位粘连，活动差，也可引起输卵管粘连，导致蠕动能力下降；异位的子宫内膜可以作为一个自身抗原，引起妇女免疫功能亢进，如产生抗子宫内膜抗体；异位子宫内膜还可以产生更多的前列腺素，从而导致子宫和输卵管肌肉的强烈收缩，干扰精子与卵子的运行和孕卵的着床，因此造成不孕。

子宫肌瘤是女性最常见的良性肿瘤，子宫肌瘤患者的不孕率可达30%~40%，远远高于一般人群的不孕率。其中黏膜下肌瘤可影响精子通行和胚泡的着床；壁间肌瘤不仅影响受孕，还常常引起流产或早产。即使能受孕，到了妊娠晚期，也会因为子宫收缩力的异常而引起早产、阻碍分娩或造成产后大出血。

4. 输卵管因素 输卵管过长或狭窄，输卵管炎症引起管腔闭塞、积水或粘连，均会妨碍精子、卵子或受精卵的运行。输卵管疾病可占女性不孕的25%，是不孕的重要原因，造成炎症的疾病包括结核、内膜异位症、滴虫、淋病及其他病原菌感染。阻塞的输卵管可以通过宫腹腔镜、通液、显微外科整形手术获得再通，也可采用试管婴儿技术帮助患者获得妊娠机会。

5. 卵巢因素 卵巢内滤泡发育不全、不能排卵并形成黄体、卵巢早衰、多囊性卵巢、卵巢肿瘤等影响卵泡发育或卵子排出的因素都会造成不孕。例如，卵泡可以成熟但不能破裂，于是卵子不能排出，其基础体温呈正常双相型、血中激素水平的变化也完全正常，这种病称为卵泡不破裂综合征。

黄体功能不全是孕酮分泌不足的表现，其原因多与泌乳素水平过高有关，这时子宫内膜分泌期的发育受到影响从而不利于受精卵着床，即使能着床，也会因孕酮分泌不足而流产。

多囊卵巢综合征以不排卵为特点，它不是一个单独的疾病，而是一系列临床症状及体征的总称，多表现为月经紊乱（月经稀少或闭经），不孕，双侧卵巢增大、包膜增厚、多囊性变，多毛，肥胖，性欲增强。由于内分泌及月经紊乱而造成不孕。

随着不孕症患病率的上升，我们的治疗更需要了解病因，以选择合适的治疗方法。

造成女性不孕最常见的四大隐患是什么？

1. 人为终止妊娠 每一次人工流产术，会让你的不孕症发生概率提高3%~5%。人工流产术容易造成子宫内膜损伤，使受精卵不易"扎根"。此外，

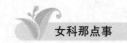

如果手术不当引起感染或术后不能很好休息，都容易导致输卵管堵塞、子宫内膜异位等问题，造成难孕。

2. 生育年龄　统计表明，30 岁后生育能力与年龄成反比。根据女性的生理特点，24~29 岁是最佳的生育年龄。30 岁起，生育能力的曲线便呈下降趋势，40 岁以后明显衰落，一般认为，45 岁以后妊娠的可能性极小。所以，对女人而言，年龄对生育能力来说是至关重要的因素。所以如果要孩子，最好在 30 岁前受孕。

3. 妇科疾病　多种妇科病或生殖道感染继发的病变都能使受孕的可能性降低。除了输卵管堵塞、子宫内膜异位等病变外，如果避孕药服用不当，也会引起内分泌失调而造成不孕；还有些感染性疾病，如淋病奈瑟菌、衣原体、支原体等感染诱发的盆腔炎、阴道炎、子宫颈炎，可导致局部白细胞增多，影响精子的正常活动，给受孕造成困难。

4. 精神压力　急于求成或急功近利都会使原本唾手可得的事变得难上加难，使怀孕概率下降。受孕是个系统的过程，需要身体各器官共同协作。体内的激素只有在大脑皮层的控制下才能正常工作。如果你背负压力，使精神始终处于紧张焦虑的状态，大脑皮层就无法使激素正常分泌，抑制卵巢的正常排卵功能，从而使受孕成为一种奢望。消除紧张情绪，顺其自然，更能如愿以偿。

什么是免疫性不孕？
怀疑免疫性不孕应做什么检查？

免疫性不孕是指因免疫性因素而导致的不孕，免疫性不孕症约占不孕症患者中的 10%。

主要包括精子免疫、女方体液免疫、子宫内膜局部细胞免疫异常。精子免疫在女性不孕症时主要表现为同种免疫，是因为女性生殖道黏膜有炎症破损或精浆中的免疫抑制物受到破坏时，精子和精浆中的抗原物质会引起女方的同种免疫反应，宫颈上皮细胞产生致敏的分泌型 IgA、IgG 抗体并与精子结合后覆盖在精子表面，进而造成精子活动困难，活力下降，难以游进子宫腔；而 IgG 抗体可以直接引起补体固定作用，产生细胞毒作用，造成精子凝集。这两种情况均能干扰精子进入子宫腔的能力影响受孕。女方体液免疫异常是指女性自身产生抗透明带抗体，改变透明带的性状或阻止受精及胚胎植入过程而导致不孕；抗心磷脂抗体能引起种植部位小血管内血栓形成，导致胚胎种植失败。子宫内膜局部免疫异常是因为子宫内膜局部存在大量的免疫细胞，它们在种植过程中发挥协助绒毛实现免疫逃逸和绒毛周围组织的溶细胞作用，有利于胚胎种植。子宫黏膜局部的免疫细胞如 NK 细胞、T 细胞、B 细胞的功能失常都可以引起种植失败和不孕。精子免疫在女性不孕方面主要包含有抗精子抗体、抗子宫内膜抗体、抗卵巢抗体、抗透明带抗体、抗心磷脂抗体、抗 HCG 抗体。而临床上最多见的则为抗精子抗体产生所导致的免疫性不孕，其机制是由于女方生殖道炎症，使局部渗出增加，免疫相关细胞进入生殖道，同时生殖道黏膜渗透性改变，增强了精子抗原的吸收，且细菌病毒等感染因子又可能作为天然佐剂，增强机体对精子抗原的免疫反应，则生殖道局部及血液中出现抗精子抗体影响精子活力，干扰阻碍受精而导致不孕。

当考虑是免疫因素引起的不孕时，应空腹抽血查抗精子抗体、抗子宫内膜抗体、抗卵巢抗体、抗透明带抗体、抗心磷脂抗体、抗 HCG 抗体、封闭抗体等以明确诊断。

怎样治疗免疫性不孕？

免疫性不孕是临床常见导致不孕症的原因。一旦明确诊断即需要开始治疗，常见的免疫性不孕治疗方法如下。

1. 隔绝疗法　精子作为一种抗原可以引起女性产生相关抗体。进而影响精子活率和活力，为避免抗体的产生可以采用局部隔绝疗法，此种方法主要是通过性交时采用避孕套，停止与精液的接触而使女方体内的抗体水平下降，待抗体消除后择排卵期同房，以达到受孕目的。隔绝疗法要求夫妻同房每次皆使用避孕套（中间不可疏漏），坚持达半年以上，期间可去医院检查。如果体内抗精子抗体滴度已明显下降或已转阴，则可在排卵期前后 3 天去掉避孕套，有受孕的可能。

2. 阿司匹林　隔绝疗法的同时可联合中药并辅以小剂量的肠溶阿司匹林。

3. 免疫抑制疗法　研究表明激素类药物可用于治疗免疫性不孕，主要应用皮质类固醇类药物，方法有局部疗法、低剂量持续疗法、大剂量间歇冲击疗法，一般疗程约半年。有资料报道受孕率在 20%～45%。但该方法使用药物为激素类，有严格的使用方法、时间及适应证，一定要在医生的指导下使用。

4. 中药治疗　中药在治疗该病方面有一定的作用，因其效果独特、副

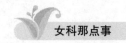

作用小，现已被广泛应用于临床。中医认为本病的证型多为肾虚血瘀、瘀热蕴结、气滞血瘀，临证时根据患者的症状，结合舌象、脉象四诊合参，在整体观念的原则下辨证论治，以补肾活血、清热利湿为治则，多可获得满意疗效。

5. 辅助生育　经保守治疗无效可行人工授精（AI）或体外受精与胚胎移植（IVF-ET）。

什么是输卵管性不孕？诊断输卵管性不孕应做什么检查？

所谓输卵管性不孕，就是由于输卵管病变发生梗阻或功能障碍，导致精子和卵子不能相遇，从而造成女性不孕，是不孕症的常见原因之一。

输卵管不仅是连接卵巢和子宫的通道，还具有拾卵，输送精子、卵子和早期胚胎的功能，输卵管还是正常受精的场所。输卵管的异常或非特异性炎症、子宫内膜异位症、各种输卵管手术，甚至输卵管的周围病变如附近器官手术后的组织粘连和肿瘤压迫、输卵管发育不良等原因均可对输卵管的功能造成不良影响而导致不孕。这些因素可造成输卵管的机械性梗阻，或者影响了输卵管的正常蠕动功能及伞端的卵子捡拾功能而导致不孕。资料显示某些性传播疾病，如淋病奈瑟菌感染、支原体感染、衣原体感染都与不孕症有相关性，可能是因为感染造成输卵管炎性渗出、水肿、纤维组织增生而导致梗阻所致。

排除是否属于输卵管性不孕可采用超声影像检查、输卵管通液术、子宫输卵管造影术、宫腔镜或输卵管镜等方法。

输卵管通液术是一种简便的检查方法，其缺点是主观性太大，准确性不高。

子宫输卵管造影术是通过向输卵管注入显影剂，在 X 线下显示输卵管形态、走行以及是否有阻塞的一种检查方法，该检查方法能看到子宫腔及输卵管内的情况，是临床常用的检查输卵管的方法。

输卵管镜是近年来新兴的检查方法，能直接进入输卵管内直视下观察，不仅能够准确了解输卵管阻塞的部位及梗阻程度，还能看到输卵管蠕动的情况，对输卵管内息肉、粘连、瘢痕等器质性病变的检出率是其他检查所不能比拟的。

怎样提高受孕概率？

千万别以为只要不避孕，就能轻而易举地怀上宝宝，其实怎样怀孕也是一项技术活，不懂得生理规律，不晓得性爱技巧，要宝宝可不是那么容易的事情。优生优育专家认为，一对健康的夫妇不做任何避孕的措施，每个周期内怀孕的概率也只有30%左右，为提高受孕率至少有三大措施值得重视。

1. **去度假**　自然是放下手头紧张的工作，全面彻底的享受生活。轻松惬意的生活容易使心情平静，会增加受孕概率。中医认为，不孕的病因中有一条"妒妇不孕、肝郁不孕"，心情不好的女性是很难怀孕的。所以，夫妇两人外出度假助孕，双方均要放松心情，可别低估压力对我们生理所造成的影响。

当然也不必过于在意这次假期是否一定能怀上，别搞得"双规"生活——在规定的时间、规定的行为中"造"出一个孩子来，这种机械的行为往往会弄得人更没有欲望。因此专家认为，"度假造人"在战略上忽视它，采用"无所求"的态度，认真对待，做好准备就行。当然，"欢愉的性爱才最有助于受孕"。

2. **注意饮食**　良好的受孕条件就是精子数量必须足够多，而且还要活动力好。遗憾的是，近半个世纪以来，在世界范围内男性的精子数量每年以1%的速度下降，因此，不育症发生率大为增高。专家认为，改善男性的精子数量和质量，关键还在均衡营养，减少性病感染。专家推荐富含水果、坚果和蔬菜的饮食方案对生育有好处，在度假期间，注意饮食可以增加受孕概率。

韭菜：韭菜可温肾助阳，活血散瘀，理气降逆，别名又称"起阳草"。

生蚝：含锌，有助于合成男性荷尔蒙，生吃是保留蚝内的锌的最佳方法。其他，如龙虾、海胆、海参、鱼卵、虾卵、贝壳类等也不错。

3. **计算排卵期**　女子进入性成熟期后，每个月经周期一般只有一个卵泡发育成熟排出卵子。因此，在度假之前，应该算一算自己的排卵期。最好在月经干净6~7天之后外出度假，这样"受孕"的概率较高。有三种方法可以发现排卵期来临，此时让激情燃烧最恰当。

（1）算日子，从上次月经的第1天算起，到下次月经前的12~19天，这段时间是常规排卵期，受孕的机会最高。

（2）通过观察阴道分泌物的变化来发现排卵期，月经后，阴道分泌物常会较少且黏稠，而排卵期前后，分泌物变得量多且稀薄，就像生鸡蛋清，用

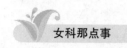

手沾上黏液可以拉成丝。

（3）家庭用预测排卵试纸。这种方法比起基础体温法（即每天清晨测体温）来得准确得多，而且试纸测定可在排卵前 1~1.5 小时给出提示。

三倍体异常核型

三倍体异常核型是三组完整的染色体代替了正常的二组染色体，其发生率约占所有孕妇的 2%，大约占自然流产胎儿染色体异常的 20%。三倍体染色体总数目为 69，根据其发生机制分为双雄受精、双雌受精和正常受精后有丝分裂染色体分离失调，因其核型的致死性，绝大多数的三倍体都在 23 周前自然流产。一般来说，胎儿三倍体再次发生的风险率与正常人群发生三倍体的概率相同。

那么对于复发性流产和胎停育，临床还要完善哪些检查？

1. 胎儿染色体　胚胎或胎儿染色体的异常是胎停育和复发性流产常见的因素，但医生和患者往往对胎儿的染色体检查重视不够，胎儿染色体核型分析总是很容易被忽视。据统计，对孕龄不足 6~8 周的早期妊娠组织检查发现，染色体异常率大约为 60%。

2. 夫妻双方都要做的检查　染色体核型分析、血型、感染因素的筛查（支原体、衣原体、淋病奈瑟菌、梅毒螺旋体、TORCH 综合征）、封闭抗体检查、嗜血栓性基因突变（基因的多态性与原因不明的复发性流产相关，配偶双方任何一方携带嗜血栓性突变基因都与复发性流产有密切联系，并且流产 5 次以上者较 2~3 次的有更高的相关性）。

3. 男性还需做的检查　①精液分析；②抗精子膜抗体（MAR）；③精子 DNA 碎片率：精子 DNA 损伤已经成为具有正常形态精子获得成功妊娠的主要障碍。精子 DNA 碎片率>30% 时容易出现胎停育和复发性流产。

此外，胎停育和复发性流产也与畸形精子症以及精子细胞核及染色质浓缩有关。

4. 女方还需做的检查　盆腔彩超检查、女性不孕免疫抗体的检查、宫腔镜检查（排除子宫畸形、宫颈功能不全、宫腔粘连、子宫肌瘤、子宫内膜异位症、子宫腺肌症等）、内分泌六项（排除黄体功能不全、多囊卵巢综合征、高泌乳素血症等）、甲功三项（排除甲状腺功能异常）、血糖等。

此外，日益严重的环境污染，与日俱增的来自生活工作的压力、辐射、不科学的饮食、不健康的生活方式等都可能导致胎停育、复发性流产的发生。建议各位准妈妈在雾霾天减少外出，避免剧烈活动，避免外伤，孕 3 个月内禁性生活。

看看这些容易遗传的疾病

1. **糖尿病**　糖尿病是内分泌代谢性疾病，有家族遗传倾向。2 型比 1 型糖尿病的遗传倾向更显著。

2. **心脏病**　如果父母患心脏病，子女发生心脏病的概率要比父母没有心脏病的子女高出 5~7 倍。

3. **高血压、高血脂**　如果父母一方患高血压或高血脂，孩子患病概率是 50%；如果父母双方都患有高血压或高血脂，概率将提高到 75%。

4. **肥胖症**　父母一方是肥胖症，孩子超重的可能性是 40%；如果父母双方都是肥胖症，可能性就会提高到 70%。即便如此，只要孩子一直坚持健康饮食、锻炼身体，也能长成一个体重正常的孩子。

5. **高度近视**　近视与遗传有一定的关系，尤其是当爸妈均为高度近视时，宝宝近视的概率就会更大，即使不是一出生就近视，一旦受到环境的影响，就可能发展为近视。因为遗传因素而成为近视的人数仅占近视总人数的 5%，后天环境和习惯的影响更加不容忽视。

6. **皮肤癌**　黑色素瘤是一种不常见但非常致命的皮肤癌。如果父母一方患有黑色素瘤，孩子得病概率是 2%~3%；如果父母双方都患有黑色素瘤，概率就会提高到 5%~8%；如果父母在 50 岁之前就被确诊患有黑色素瘤，孩子得病的概率将会更高。

7. **鼻炎**　鼻科疾病中有许多都是遗传的。比如最常见的过敏性鼻炎、慢性鼻炎和慢性鼻窦炎，这 3 种鼻炎都有家族遗传倾向。

8. **精神疾病**　父母一方为精神分裂症，其子女发病概率为 15%左右；父母双方都是精神分裂症，则子女发病概率在 40%左右。

9. **脱发**　只传给男子。例如，父亲脱发，遗传给儿子的概率则有 50%；就连母亲的父亲，也会将自己脱发的 25%的概率留给外孙们。这种传男不传女的性别遗传倾向，让男士们无可奈何。

10. **血友病**　典型的伴性遗传疾病，只有男孩会患病，女性基因携带者会把致病基因传给后代，其中男性后代半数可能患病。患病的男性通常会在成

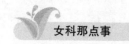

年之前死亡，而不会将基因继续传递下去。

11. 乳腺癌　家族遗传者患病率比常人高7~8倍。乳腺癌是一个具有明显遗传特征的疾病，如果一个家族中不止一人患有乳腺癌，就应当怀疑是否为遗传性乳腺癌。

12. 抑郁症　一个女人有10%的可能性会从母辈遗传患上情绪不稳定的疾病。

13. 骨质疏松　母亲患有骨质疏松疾病，女儿患脆骨的发病率会很高，所以她们也更有可能骨折、驼背、弯腰等。

知识链接：

1. 遗传病概念　遗传病是指生殖细胞或受精卵的遗传物质（染色体和基因）发生突变（或畸变）所引起的疾病。目前已知的遗传病有4000多种。

2. 遗传病分类　包括染色体病、单基因病和多基因病三大类。

3. 遗传病不是先天性疾病　先天性疾病一般是指婴儿出生时就表现出症状的疾病。先天性疾病中有些是遗传因素引起的，属遗传病，如唐氏综合征；而有些却是孕期受外界不良因素影响而引起胎儿发育异常，不属遗传病范畴，如先天性心脏病。由此可知，先天性疾病并不都是遗传病，不能把遗传病和先天性疾病混为一谈。

4. 遗传病症状出现时间　遗传病不一定是在出生时就有症状表现的，也就是说，一些后天出现的疾病也可能是遗传病。有些遗传病，要在个体发育到一定年龄时才表现出来。如进行性肌营养不良，一般4~6岁才发病。许多遗传性智力低下患者，在婴幼儿期亦不易发现。由此可知，后天发生的疾病中，也有遗传病。

22q11 微缺失综合征

DiGeorge综合征（DGS）和腭心面综合征（VCFS）的遗传病理基础都是22q11.2片段的微失，故统称为22q11微缺失综合征，其发病率为活产新生儿的1/4000~1/3000。两者之间在病理变化和表型上都有较大的区别。

临床特征：先天性免疫缺陷、先天性心脏病和严重低血钙是DiGeorge综合征表型的三大特点。有轻到中度的智力低下、单侧内眦移位、内外眦距短、人中短、小颌、耳郭异常。胸腺发育不良或缺如导致细胞免疫缺陷，患者容易患严重感染性疾病。腭裂、心血管缺陷、手指细长、特殊面容等则是VCFS

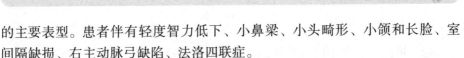

的主要表型。患者伴有轻度智力低下、小鼻梁、小头畸形、小颌和长脸、室间隔缺损、右主动脉弓缺陷、法洛四联症。

治疗：由于 DiGeorge 综合征和腭心面综合征的表型属多系统性，必须给予多专科综合治疗，包括心脏外科、儿科、内分泌科、免疫科和精神科等。对 DiGeorge 综合征患者应特别注意低血钙和感染疾病的防治。患者病情预后差。

预防：对累及 22q11 区域家族性染色体异常或 DGS/VCFS 家族史阳性的病例，应该常规做产前诊断，包括羊水细胞或绒毛细胞染色体分析和 FISH 检测，孕中期行超声检查等。

如果将你的第 21 对染色体增加成三条，你会成什么样子？

唐氏综合征（21-三体综合征），英国医生 Langdon Down 首先描述该病的临床特征，1959 年法国的 Lejeune 证实此病与一个额外的 G 组染色体有关，后来确定为 21 号染色体。

唐氏综合征的临床表现：患者严重智力低下，头小而圆，鼻梁低平，眼裂小而外侧上斜，眼距宽，口半开，舌常伸于口外，耳位低（双耳上缘在两眼水平线以下）；颈短粗，指趾短，指内弯，小指褶纹一节，通贯手；姆趾球部出现近侧弓状纹，姆趾与第二足趾间距离增宽呈“草履足”。常可伴生殖器官、心脏、消化道、骨骼畸形，免疫力低下，急性白血病的发生率较一般儿童高 20 倍左右。一般不能活到成年。

唐氏综合征根据核型的不同，可以分为以下三类。

1. 综合性唐氏综合征　约占全部患者的 92.5%，核型为 47，XX（XY），+21，其主要原因是父亲或母亲形成配子时发生了 21 号染色体的不分离，使得某一配子带有了三条 21 号染色体，当这一配子与另一正常配子受精结合后，发育的个体就带有了三条 21 号染色体。

流行病学调查表明：唐氏综合征的发病率随母亲生育年龄的增长而增高。

2. 易位型唐氏综合征　此型占 3%~4%，患者增加的一条染色体并不单独存在，而是与 D 组或 G 组一条染色体发生罗伯逊易位，染色体总数为 46 条，其中一条是易位染色体。

患者的易位染色体若是由亲代遗传而来，双亲之一为平衡易位携带者，

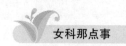

核型为45，XX（XY），-14，-21，+t（14q21q），将产生6种配子与正常配子结合，可产生6种不同的后代，其中1/6为正常核型，1/6为14/21易位携带者，余为单体或三体而流产。

3. 嵌合型唐氏综合征　此型占1%~2%，此型发生的原因是正常的受精卵在胚胎发育早期的卵裂过程中，第21号染色体不发生分离，患者的核型常为46，XX（XY）/47，XX（XY），+21，且47，XX（XY），+21细胞所占比例的大小，影响其症状的轻重，此类型的症状并没有其他唐氏综合征典型。

"唐宝宝"在活产新生儿中的发生率为1/800~1/600，该病与母亲的妊娠年龄有密切关系。对于已出生的患儿，其寿命更大程度上取决于有无严重的先天性心脏病、白血病及抗感染能力等，因此早期干预、定期体检、药物或外科治疗等尤为重要。

为了有效避免该类患者的出生应注意：①适龄生育，最佳生育年龄为24~30岁；②做好夫妻孕前优生优育的检查；③对35岁以上孕妇，30岁以下、生过唐氏综合征患儿的孕妇，双亲之一是平衡易位携带者或嵌合者，应做产前检查；④育龄妇女妊娠前后应避免接受大剂量的放射线照射；⑤不随便服用化学药物；⑥预防病毒感染；⑦做好产前筛查和产前诊断。

怎样预防婴儿出生缺陷？

出生缺陷是指婴儿在出生前，在母亲子宫内已出现的发育异常。我国每年诞生的出生缺陷婴儿高达80万~120万。出生缺陷婴儿给家庭和社会带来了巨大的精神痛苦和经济负担，避免缺陷婴儿的出生是提高我国人口素质的一项重要工作。常见的出生缺陷有神经管畸形（包括脊柱裂、无脑儿及脑膨出）、唇腭裂、先天性心脏病、尿道下裂等。

出生缺陷的发生与近亲结婚、高龄妊娠、环境，特别是孕妇营养状况紧密相关，妇女妊娠早期体内叶酸缺乏是发生胎儿神经管畸形的主要原因。另外，还有病毒和微生物感染，如风疹病毒、巨细胞病毒、单纯疱疹病毒，弓形虫感染；孕妇自身疾病，如糖尿病、甲状腺功能亢进会增加出生缺陷的发病率；孕妇有不良嗜好，如吸毒、吸烟、饮酒、大量饮咖啡；有毒有害物质，如汞、铅、苯类和烃类化合物、农药、X射线接触等均是造成出生缺陷的原因。

出生缺陷是可以预防的。由于我国女性普遍存在叶酸摄入不足的现实，而叶酸又无法从自身合成，故国家卫健委把预防神经管畸形出生缺陷列为出生缺陷干预工程的首要项目，卫健委也推出了"妇女怀孕前后补充叶酸或含叶酸的复合维生素"的预防计划，简称"叶酸工程"。这些措施的实施对于有效防止我国神经管畸形儿童的出生有不可估量的积极作用。

世界卫生组织也提出预防出生缺陷的三级概念，以预防为主，尽量减少出生缺陷的发生，并进行可能的治疗。

一级预防内容为消除病因，预防出生缺陷发生。杜绝近亲结婚生育，尽量避免大龄生育；让准妈妈在孕前 3 个月及孕后服用安全可靠有效的孕妇专用的保健品或营养素。近年来推广妇女在孕前 3 个月至整个孕期，增补含 0.4mg 叶酸片。服用这些产品对于预防神经管畸形发生率达 85%；胎儿唇腭裂达 50%；先天性心脏病达 35%；其他体表重大畸形达 15%。此外，这些措施还能促进胎儿神经系统发育，降低婴儿死亡率；减轻怀孕早期孕妇呕吐等妊娠反应；预防孕妇、乳母及胎儿贫血。一级预防是最积极的，也是最经济的。

二级预防内容为减少缺陷儿出生。在孕期，定期做好孕期保健检查。如进行出生缺陷产前筛查，及时发现染色体异常，利用 B 超技术发现胎儿结构异常，甲胎蛋白测定对神经管畸形的诊断等。及时发现胎儿异常，终止妊娠，以减少缺陷胎儿的出生。孕前去医院做优生咨询，确认有无家族病史，以便提早解决。妊娠前 3 个月还要接种风疹疫苗，远离毒品，戒烟戒酒，避免接触有害物质，严格控制孕期用药安全。

三级预防内容为出生缺陷儿的治疗和康复。严重的缺陷儿往往在胎儿期或出生后不久死亡。有部分则存活下来。如脊柱裂（包括脑脊膜膨出），应适时手术，改善或恢复机体功能，使其尽早康复。准妈妈应该了解一些必要的相关知识，做好孕前和围产期检查保健，从日常生活的点点滴滴做起，尽可能防止出生缺陷儿的发生。

什么是三维彩色 B 超?

三维彩色 B 超是立体动态显示的彩色多普勒超声诊断仪，相对于黑白二维 B 超和彩色二维 B 超来说更为先进，观测效果更佳。为临床超声诊断提供了更丰富的影像信息，减少了病灶的漏诊，提高了诊疗质量。以往的二维成像技术只能显示人体器官的某一切面，对脏器形态及结构的综合反映不够全

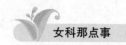

面和直观，而三维彩色 B 超能直观、立体显示人体器官的三维结构及动态、实时地观察立体结构，为临床明确诊断提供了更为准确易识的依据。

具体来说三维彩色 B 超具有以下优点：由于三维彩色 B 超是立体动态显示的，妇产科主要应用在对于良恶性肿瘤鉴别及脐带疾病、胎儿先天性心脏病及胎盘功能的评估，对于滋养细胞疾病有较佳的辅助诊断价值，对不孕症、盆腔静脉曲张通过血流频谱观察，也可作出黑白 B 超难以明确的诊断。运用阴道探头较腹部探查又具有一定的优势，它的优越性主要体现在：①对子宫动脉、卵巢血流敏感性显示率高；②缩短检查时间，获得准确的多普勒频谱；③无须充盈膀胱；④不受体型肥胖、腹部瘢痕、肠腔充气等干扰；⑤借助探头顶端的活动寻找盆腔脏器触痛部位判断盆腔有无粘连。

在孕期和产前检查方面三维彩色 B 超有普通 B 超所无法替代的优势。孕妇在孕 24~32 周时医生一般会安排一次三维彩色 B 超检查以了解宫内胎儿的发育情况并排除明显畸形。通过检查可以看到胎儿在宫腔内前后、左右、上下位置的立体图像。可清晰看到是否存在脐带绕颈并能清楚地看到脐带绕颈的圈数及环绕程度。通过该项检查还可精确测量出胎儿的体重、身高、腹围、胎位、双顶径、股骨及肱骨的长度、羊水指数、胎心率、眼距等生理数值，并可清晰地看到胎儿胃泡、心脏四腔、鼻、唇、膀胱、双肾、四肢等重要脏器的形态。在产前检查中使用三维彩色 B 超可以明确诊断出胎儿是否患有唇腭裂、颅骨发育不全、颈部畸形、内脏外翻、脑积水、神经管畸形（脊柱裂、脑脊膜膨出、无脑儿等）、消化道异常、先天性心脏病、多指或关节畸形等先天性疾病和发育畸形，还可通过该方法了解胎儿的营养及发育状况，为顺利分娩做好准备。

总之三维彩色 B 超是一项安全、简便、精确、高效的检查手段，在对妇科疾病和孕期围产保健方面具有重要意义。

B 超检查能排除哪些胎儿畸形？

准妈妈通过 B 超检查胎儿畸形的准确率较高。B 超检查是最常用的诊断胎儿是否畸形的检测方法，因其对胎儿无创伤、无致畸、无附加效应，胎儿图像清晰，诊断准确且安全性高，是目前妇产科经常使用的影像检查方法。彩超检查胎儿畸形是临床医生常用的检查方法，在妊娠 20~24 周内，胎儿的各个脏器都已能通过彩超清楚地显现出来，如果此时彩超发现胎儿脑脊膜膨胀突出、无脑、脊柱裂、脑积水、多肾或明显的内脏外翻，就应及时引产，以免拖至妊娠晚期给孕妇造成更大的痛苦。超声检查胎儿畸形的时间应从妊娠 16 周开始，孕 18~24 周为最佳检查时间，太晚了会因羊水少、胎儿大、骨骼骨化严重反而影响检查；太早了大部分畸形尚未出现而不能被检出。

因为胎儿生长发育是一个动态发展的过程，所以在进行产前超声胎儿畸形筛查时需要定期、反复多次检查，而有时由于胎儿在宫内位置方面的原因，影像会因为体位的遮挡而导致某些器官和畸形不容易被显示，这时就需等待胎儿体位转变后才能检查。超声检查可发现的畸形包括以下几种。

1. 神经系统　无脑儿、脑积水、脊柱裂、小头畸形、脑脊膜膨出。

2. 消化系统　脐部肠膨出、内脏翻出、肠道闭锁及巨结肠。

3. 泌尿系统　肾积水、多囊肾、巨膀胱、尿道梗阻。

4. 其他畸形　短肢畸形、连体畸形、先天性心脏病、畸胎病、严重唇腭裂。

24 周左右做三维彩超，可清晰显示胎儿各部位脏器，了解胎儿生长发育情况，观察头、肢体及各脏器大体结构是否有畸形。总之 B 超检查因其具有简单、准确、无辐射等优点，在对胎儿发育异常的早期诊断方面有其独特的优势，孕妇朋友应该充分使用好这个工具为优生优育保驾护航。

B 超查不出哪些胎儿畸形？

准妈妈最担心的问题是她肚子中宝宝是否正常，发育有没有问题。都想通过 B 超尽早了解宝宝有没有什么畸形出现。但是 B 超并不是万能的，有一些胎儿畸形 B 超是无法发现的。这是因为胎儿的内脏器官在出生前都会持续不断地成长变化，因此并非在早期检查为正常状况的器官，就能保证在出生后也一定正常；另一种原因是 B 超是通过声波的反射获得图像的，超音波会因为妈妈肚皮厚薄的不同、母体子宫的阻挡、胎儿的姿势及位置的变化等因素影响而无法获得某些角度的影像，故有一些畸形会因早期胎儿器官过小而在 B 超检查时不能发现。

例如，胎儿在子宫内因为没有光线的刺激，因此不会睁开眼睛，所以无法诊断出先天全盲或小眼症的状况。在胎儿 5~6 个月大时，听力已有发育，但是超声对听力检查是无能为力的，目前没有任何的方式可以诊断胎儿是否有先天性听力障碍的问题。先天性心脏病，如心室异常、瓣膜异常 B 超是能看到的，但是心脏的心房中隔（即卵圆孔）以及动静脉导管，都是在出生后才会逐渐关闭，所以婴儿卵圆孔未闭是无法在出生前得知的。胃肠道阻塞畸形也是无法通过超声检查早期发现的，这是因为胎儿在怀孕前期，很少大口地吞进羊水，所以胃肠道的阻塞病变极少数会出现在妊娠 24 周之前。肢（指、趾）端异常，如手脚内翻或外翻、多指（趾）、并指或指节缺失等异常状况，也常因为胎儿常处于握拳状态，几乎无法由超音波确切诊断。有部分的侏儒症状，无法在早期诊断出来。因为胎儿在 6~7 个月时才会逐渐停止骨骼的发育生长，故侏儒症是无法早期发现的。某些先天性代谢异常疾病，如黏多糖症，都要等到宝宝出生进食后，才会逐渐发病。因此许多致死性的生化代谢异常，在产前无法辨认，除非妈妈已生过类似疾病的宝宝。因染色体异常而导致的唐氏综合征儿或小头畸形儿，B 超也测不出来。

所以每一种检查都有它的适应证和局限性，准妈妈不能过度依赖 B 超检查，若想生一个健康的宝宝，一定要定期做好围产期保健，充分运用多种检查手段，争取做到有问题早发现、早处理。

什么是唐氏综合征？

21-三体综合征，又称唐氏综合征或 Down 综合征（DS），是最早被发现的染色体病，也是最常见的由单个病因引起的智力障碍，其发病率在活婴中为 1/800~1/600。孕妇年龄与 DS 发生的关系已被肯定，发病风险随孕妇年龄增大而升高。

1. 临床表现　临床表现多种多样，但主要特征包括三方面：特殊面容、智力低下、肌张力降低和体格发育迟缓。患儿出生时低体重和身长偏低，肌张力低下。头颅小而圆，枕部扁平，脸圆，鼻梁低平，睑裂细且向外上倾斜，眼距过宽，内眦赘皮明显，睫毛短而稀疏，常有倾斜；虹膜时有白斑，常有晶体混浊；嘴小唇厚，舌大外伸，流涎；耳小，低位耳，耳郭畸形；颈背部短而宽；四肢较短，手宽而肥；通贯掌，指短，第5指常内弯，短小或缺少指中节。

2. 治疗　目前的治疗仅限于治标，如选用某些促进脑细胞代谢和营养的药物，对患者进行细心照料和适当训练。根据每一患儿的具体情况，进行适当的内外科治疗，如伴有其他严重畸形，可考虑手术矫正。

3. 预防

（1）唐氏综合征在新生儿中的发病率较高，与孕妇高龄有关。另外家庭遗传因素、药物因素、化学因素、感染因素和辐射因素等都可能诱发染色体畸变。在受孕之前应避免电离辐射、过量用药和接触化学物质及病毒感染；注意个人卫生、保持良好的生活习惯、注意适量的体能锻炼，以增强机体的抵抗能力。

（2）建议所有的孕妇进行产前母血清唐氏综合征筛查。35 岁以上的孕妇、生育过唐氏综合征患儿者、夫妻有一方是 21 号染色体罗伯逊易位或其他核型异常、筛查阳性者等高危人群，建议孕期进行产前细胞遗传学诊断。

（3）产前诊断确诊胎儿染色体核型为唐氏综合征时，要向孕妇及家属解释其症状和预后，建议尽早终止妊娠。

什么是三倍体综合征？

三倍体综合征是指比正常二倍体多了一套单倍体染色体，有三条性染色体，染色体总数为 69。三倍体综合征是产前诊断中最常见的多倍体。99% 的三倍体胎儿都不能成活出生，其中的大部分在 10～20 孕周流产，约占早孕期自然流产病例的 10%。镶嵌体的三倍体可以存活较长时间。三倍体的核型有三种，即 69，XXY；69，XXX；69，XYY。比例分别为 60%、37% 和 3%。三倍体综合征发生机制主要包括双雄受精和双雌受精。

1. 临床表现　特征性表现包括：大胎盘样葡萄样变，发育障碍，第三四并指。能存活的患儿通常表现为严重宫内生长受限，头围及腹围不成比例，腹围极小；颅顶发育不良，后囟大；眼距宽，小眼；鼻梁低；耳位低且畸形；小颌；通贯掌；特征性马蹄内翻足，第三四指并指畸形；先天性心脏病，包括房室间隔缺损；男性尿道下裂，阴茎过小，隐睾。

2. 治疗　目前无特殊治疗。三倍体综合征流产率为 99%。少数幸存者大多数为镶嵌体，大部分在产后 1 小时内死亡，尤其是双雌受精性三倍体，能存活 1 个月者罕见；双雄受精性三倍体能相对地短期成活，到目前为止，能存活最长者是 40 周。

3. 预防

（1）再次妊娠时要警惕恶性葡萄胎的出现，孕期检测母体血清 HCG 变化，定期 B 超检查，严密随诊。

（2）在妊娠过程中出现胎儿生长受限、胎盘增厚和小水泡样改变现象时，要注意与一般胎儿受限、胎盘早剥和父源性单亲二倍体引起的完全性葡萄胎进行鉴别。

（3）在高度怀疑三倍体综合征时，建议行羊水细胞染色体核型分析确诊，并尽早终止妊娠。

什么是 13-三体综合征？

13-三体综合征又称 Patau 氏综合征，是由于体细胞的基因组额外多出一条 13 号染色体所引起，在活产儿中的发病率为 1/10000，女性明显多于男性。13-三体综合征发生的机制主要是由于生殖细胞减数分裂过程中的染色体不分离。

1. 临床表现　特征性表现包括：前脑无裂畸形，轴后多指（趾），枕骨区头皮缺陷和眼、鼻、唇畸形。13-三体综合征患儿出生时低体重，80% 有全前脑缺陷，伴不同程度的嗅神经和视神经发育不良，严重的智力障碍。中度小头，前额后缩，两颞窄，矢状缝和囟门宽大；眼距宽，小眼畸形，虹膜缺损，视网膜发育不良；唇裂、腭裂或两者兼有；耳聋，耳郭畸形，伴有或不伴有耳位低下；60% 有通贯手，手指多弓形纹，无名指有桡侧箕纹，指甲明显突出狭窄，手指弯曲，足跟后突。

2. 治疗　目前无特殊治疗。患儿预后差，约 80% 出生后 1 个月内死亡，平均生存期 130 天，幸存者均有严重智力障碍及其他畸形。镶嵌体患者存活时间较长。

3. 预防

（1）有典型 13-三体或其他三体妊娠史者，其 13-三体或其他三体再发风险会升高；需产前筛查和产前诊断，并行超声波检查。

（2）家族性罗伯逊易位携带者的再发风险为 1%～5%。如果双亲之一为罗伯逊易位携带者，由于只能产生三体或单体的合子，几乎 100% 流产。

（3）有 13-三体生育史者，再次怀孕时必须行产前诊断。近年来 CGH 微阵列的临床诊断使用，也给 13-三体的产前诊断带来新的前景。

什么是 18-三体综合征？

18-三体综合征又称 Edwards 综合征，是由于基因组多出一条 18 号染色体

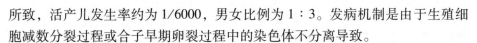

所致，活产儿发生率约为 1/6000，男女比例为 1∶3。发病机制是由于生殖细胞减数分裂过程或合子早期卵裂过程中的染色体不分离导致。

1. 临床表现　主要特征性表现包括：胸骨短、钳状手和手指弓形纹过多。18-三体通常过期分娩，胎动少，羊水过多，胎盘小及单一脐动脉；出生体重低，肌张力增高；发育迟缓，严重智力障碍。

眼面部畸形以小下颌常见，可高达 70%。唇、腭裂可在 18-三体中出现，但远较 13-三体为少。其他表现包括小头，枕部突出；眶嵴发育不良，眼裂短，内眦赘皮，小眼球，角膜混浊；鼻梁窄而长，腭狭窄，下颚小，嘴小，耳位低，耳郭扁平，上端尖，形似动物耳；颈短；皮肤松弛，前额与后背多毳毛，大理石状皮肤。

2. 治疗　主要是对症治疗，患儿预后差，大多生后不久死亡，平均寿命 70 天。可幸运活至儿童期者，常伴有严重智力障碍和身体畸形。

3. 预防

（1）在受孕之前应避免电离辐射、过量用药和接触化学物质及病毒感染；注意个人卫生、保持良好的生活习惯、注意适量的体能锻炼，以增强机体的抵抗能力。

（2）孕期超声检查结合母体血清生化指标筛查可以把大部分的病例筛查出来。

（3）核型异常者建议终止妊娠。

（4）有 18-三体或其他三体妊娠史者，18-三体和其他三体再发风险会增高。

（5）有 18-三体生育史者，再次妊娠时必须行产前诊断。

什么是 Angelman 综合征？

Angelman 综合征（AS）又称愉快木偶综合征，其发生的原因是由于母源性 15q11-q13 基因的不表达，其遗传病理包括母源性 15q11-q13 微缺失、父源性 UPD、印迹基因和 UBE3A 基因突变四类，其中前三类都有异常甲基化。UBE3A 基因属于母源性，并且特异性地在脑组织表达，15%～20% 的 AS 患者与其突变相关，基因突变具有异质性，大多数属新发生性。

1. 临床表现　产后小头畸形、头短畸形、严重智力障碍、语言障碍、共济失调步态、提臂屈肘、震颤、癫痫发作、好动症、下颌前突、流涎、张口

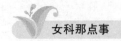

吐舌和无意识发笑以及以大振幅慢峰波为特点的脑电图是主要临床特征。患者出生后通常正常，但很快出现严重的发育迟缓。智力处于严重障碍水平。幼年早期患者语言发育缺乏，出现无意识发笑伴欢乐姿态，在遇到精神或机体刺激时常伴发笑，故有"欢乐木偶"之称。

2. 治疗　治疗主要是对症治疗。在特定的良好环境下给予特殊的行为、语言方面教育和相应的心理治疗，可减轻患者的症状。对患者的行为异常、共济失调和可能的癫痫发作，采取相应的保护措施，给予特定的生活环境和生活用品，如特用的椅子、固定器和卧室等。对癫痫发作通常需要药物治疗，常用的有氯硝西泮、苯巴比妥类。

预防

（1）对有家族史的病例，做常规的羊水或绒毛细胞培养，并做有关的遗传学诊断检查。

（2）对孕妇高龄和家族隐蔽性染色体结构性畸变携带者做产前诊断和遗传咨询。

什么是 Beckwith-Wiedemann 综合征？

Beckwith-Wiedemann 综合征（BWS）以新生儿低血糖、巨舌、巨体、巨内脏、偏身生长过度、腹壁缺陷为特点，是最常见的生长过度综合征之一，大多数病例属散发性。该病的关键区域位于 11p15.5。

1. 临床表现　主要特征包括巨舌、巨体畸形、躯体双侧不对称、腹壁缺陷以及胚细胞肿瘤发生风险。患儿胎儿期就有宫内生长过度，出生时巨体畸形，身体单侧肥大，红细胞增多，低血糖并可以伴癫痫发作。出生后骨成熟加速，骨干过度狭窄等。患儿智力正常或轻到中度低下。脐疝、腹裂；内脏巨大畸形，后横膈上升；肾髓质发育不良；胰腺过度增生，胰岛素分泌过多。胚细胞肿瘤易感性高，包括 Wilms 瘤、性腺胚瘤和肾上腺癌等，以 Wilms 瘤多见。

2. 治疗　大部分只能对症治疗。新生儿早期低血糖的治疗很关键，可减少中枢神经系统并发症；治疗新生儿红细胞增多症；对于巨舌等畸形可采用相应的外科手术纠正。新生儿和婴儿患者应取侧卧位或俯卧位，有助于呼吸通畅，避免由于巨舌等引起的窒息，降低早期死亡率。7 岁前应每 3 个月定期超声波或 CT 监测肾脏、肝脏和肾上腺，以利于及时发现腹部肿瘤，对身体单侧肥大者尤为重要。3 岁前应每 6~12 周定期进行血清 AFP 测定以便及时发现肝脏肿瘤。

3. 预防　对有家族史或生育过 BWS 患儿的孕妇，应行孕期超声检查，以便对可疑病例早期诊断。常规的羊水或绒毛细胞培养，进行有关的遗传学诊断检查有助于产前诊断。

什么是 Bloom 综合征？

Bloom 综合征，也称为先天性毛细血管扩张性红斑症，是一种十分罕见的常染色体隐性遗传病。自 1975 年至今，只发现约 220 个病例，其中大多数病例发生在东欧犹太人中，此病带有一原始突变，此突变在东欧犹太人群中的携带率约 1/100。Bloom 综合征是染色体不稳定综合征之一，其特征表现为姐妹染色单体交换频率的显著增加和很高的肿瘤发生率。

1. 临床特征　Bloom 综合征表现为出生前和出生后的生长迟缓，导致成比例性的体格矮小。患者对太阳光的照射特别敏感，脸面会出现毛细血管扩张性红斑。患者有明显的免疫缺陷，常发生重复性细菌感染，主要表现在耳部和肺部感染，患者可因感染而死亡。患者的智力略为低下，年轻患者中患 2 型糖尿病的概率较正常人群大为提高。男性患者表现不育，睾丸小，无精。女性患者具不规律月经，生育力下降。Bloom 综合征患者有很高的肿瘤发病率，肿瘤的种类很多，包括一般并不常见的肿瘤，如骨肉瘤、肾母细胞瘤、髓母细胞瘤和脑膜瘤等。儿童期患者的主要肿瘤为白血病，青春期及成年期为淋巴瘤和恶性上皮肿瘤。Bloom 综合征患者肿瘤发病率比正常人群高 150~300 倍，肿瘤发生的平均年龄为 24 岁。活过 22 岁的患者，平均在 35 岁时发生实体瘤，所幸这些实体瘤对化疗和放疗都较敏感。

2. 治疗　目前无专门的治疗方法。患者应避免太阳光的照射，避免接触致癌物。排除手术禁忌后可进行手术切除治疗。

3. 预防　Bloom 综合征是一种十分罕见的常染色体隐性遗传病，其他人群患病率很低。患者的双亲必是突变携带者。对突变已知的患者家族，可通过产前诊断预防疾病的发生。

什么是 Noonan 综合征？

Noonan 综合征又称男性 Turner 综合征，女性假性 Turner 综合征等，患者

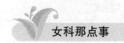

可为男性或女性。1962 年 Noonan 首次报告 9 例儿童身体矮小和肺动脉瓣狭窄，并于 1963 年和 Ehmke 提出 Noonan 综合征的命名。在活新生儿的发病率是 1/2500 到 1/1000。Ⅰ型 Noonan 综合征占大多数，属常染色体显性遗传，患者核型为 46，XX 或 46，XY。

1. 临床表现　其实，从临床表型分析，Noonan 综合征不属于一种综合征，临床表现既与 Turner 综合征相似，也有Ⅰ型神经纤维瘤和 22q11 缺失综合征的临床特点。本病以眼距过宽、上睑下垂和低位耳为特点，也有多种与 Turner 综合征相似的临床表现，如身材矮小、后发际低、颈蹼、胸平而宽和乳头间距增宽等，但染色体核型正常，女性为 46，XX，男性为 46，XY。PTPN11 基因突变阳性患者通常伴有先天性心血管畸形和血液肿瘤，而 PTPN11 基因突变阴性患者多有肥厚型心肌病。男性患者的睾丸通常细小，半数以上有隐睾且不育；女性患者可有性腺发育不良而致不孕。其他异常表现包括皮肤超弹性、第 4 掌骨短和高腭弓等。部分患者有泌尿系统畸形，偶伴感觉神经性听力缺陷。

2. 治疗　主要是对症治疗，特别要防治心血管病。心脏畸形可行手术矫治。隐睾可手术治疗，也可用激素替代治疗。

3. 预防

(1) 对散发或有家系患者均可建议行 PTPN11 基因突变的检测。

(2) 如患者已检测存在 PTPN11 基因突变，可对其下一代行孕期产前诊断。

什么是 Turner 综合征?

Turner 综合征又称先天卵巢发育不全、性腺发育不全。是 Turner 于 1938 年最早发现、目前最常见的性染色体异常，发生率占新生婴儿的 10.7/10 万或女婴的 22.2/10 万。99% 的 Turner 综合征都是在胚胎期自然流产，约占早孕期自然流产总病例的 15%。

1. 临床表现　典型临床表现主要包括：身材矮小、后发际低、颈蹼、胸平而宽、乳头间距增宽以及以条索状卵巢为特征的生殖腺发育不良。卵巢发育不全是 Turner 综合征的特征性表现。早期的卵巢几乎正常，但很快萎缩成索状；多数青春期患者的卵巢呈无卵泡性结构，丧失正常功能，导致严重低雌激素水平，而促性腺激素水平增高，故大部分患者有原发性闭经和不孕。

表现出自然的青春期发育的患者仅占总病例的 10%～20%；能经历初潮或规律性月经的患者只占 2%～5%，但仅能持续数月或数年，之后发生早期绝经。患者阴毛、外阴和乳腺等第二性征发育不良，严重程度因人而异。患者一旦确诊，应进行全面的身体检查，除一般的体检外，还包括性腺病理检查、骨密度测定、雄激素受体基因检测和 SRY 基因检测，并及时进行相应治疗。

3. 预防

（1）孕前双亲尤其是父方应远离诱发染色体畸变的各种因素，如药物、辐射、化学物质等。

（2）孕期超声检查结合母体血清生化指标筛查可以把大部分的病例筛查出来。

（3）对核型为 45，X/46，XY 的患者，要特别注意腺胚细胞瘤的发生，应定期进行超声波检查，或做必要的性腺活检，或童年期剖腹探查和必要的手术。

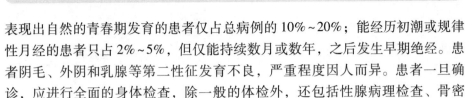 什么是 Williams 综合征?

Williams 综合征是指因 7 号染色体长臂近着丝粒端片段 7q11.23 微缺失引起，以认知缺陷、轻度精神发育不良和动脉狭窄为特点的综合征，发病率约为 1/10000。发病机制主要是 7q11.23 的关键区域（WBSCR）的缺失，7q11.23 的微缺失的染色体可以是父源性的，也可以是母源性的。几乎所有的病例都属散发性。

1. 临床表现 主要临床特点包括智力障碍伴小头畸形、特殊面容（唇厚、眼周围皮下组织丰满、低鼻梁、斜视、内眼眦赘皮、虹膜蓝色、人中长等）、主动脉瓣上狭窄、身材矮小、渐进性结缔组织发育不良所致肾血管狭窄性高血压、关节功能障碍等。对人友善、健谈多语、喜欢社交、声音嘶哑是本病特征性的行为异常。患者的智力障碍呈轻到中度，智商介于 40～100 之间，平均 60；读写能力较差，对简单的算术也感到困难；语言能力远超过一般认识能力；听觉敏感，注意力不集中，但对听音乐、唱歌、弹奏乐器有惊人的耐力。动脉狭窄是本病特征性的异常，其中以主动脉瓣上狭窄最常见，约占 75%。高血钙可出现在任何年龄，约 15% 出现特发性高钙血症，约 30% 出现高钙尿症，约 10% 甲状腺功能低下，成年后糖尿病发病率高。

2. 治疗 治疗前应完善各项检查，明确病变的情况，针对具体病变，采

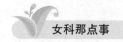

取相应的对症综合处理。对各种身体畸形，可相应地进行矫正；对心血管和肾脏严重异常的患者，可行手术治疗，有助于延长寿命，避免继发性高血压。

3. 预防

（1）对于家族性传递可疑病例，需做产前羊水细胞染色体分析和 FISH 检测。超声波检测发现主动脉瓣上狭窄的胎儿病例是产前诊断的重要对象。

（2）注意饮食调节，有高钙血症的患者，需低钙饮食，重者服用类固醇类药物，并密切注意肾钙质沉着症的发生。

什么是 Klinefelter 综合征?

Klinefelter 综合征又称XXY综合征或克氏综合征，是由于男性患者细胞额外多出一条 X 染色体所致；发病率为男性新生儿的 1/1000，是引起男性性功能低下的最常见的疾病。

1. 临床表现 典型的 Klinefelter 综合征主要表型为身材高大、第二性征发育异常、不育和男性乳房发育。新生儿时期可见身长增大，5 岁后身体生长速度开始加快，至青春期时表现为身材细长，并以下肢为明显。患者出生时阴茎和睾丸就相对小，成熟期时生精小管呈玻璃样变性和纤维样变性，无精子产生。第二性征发育异常，表现为胡须、体毛稀少，阴毛分布似女性，喉结不明显。约半数青春期患者的乳腺过度发育呈女性样。除个别 46，XY/47，XXY 镶嵌体患者外，单纯型 Klinefelter 综合征都患有无精症或少精症。

2. 治疗 主要是对症治疗。

（1）雄激素替代治疗：从 12～14 岁开始。先使用小剂量，根据反应情况，逐渐加量，以促进第二性征发育、心理和行为的发展，改善骨质疏松。雄激素可改善并维持第二性征，使患者体形男性化，性欲增强，但不能治疗已经闭锁的性细胞和已经增大的乳房。

（2）外科治疗：纠正女性体态，恢复男性体态。

（3）不育症：可试用辅助生育技术进行人工受孕，主要方法是卵子细胞质内精子注射。

3. 预防

（1）在受孕之前应避免电离辐射、过量用药和接触化学物质及病毒感染；注意个人卫生、保持良好的生活习惯、注意适量的体能锻炼，以增强机体的抵抗能力。

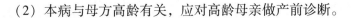

（2）本病与母方高龄有关，应对高龄母亲做产前诊断。

什么是结节性硬化症？

结节性硬化症（TSC）为一组复合性发育不良综合征，包括 TSC1、TSC2 和 TSC3 等多种类型。本病是常染色体显性遗传所致多种形式表现的疾病，几乎可累及所有器官，主要病变为结缔组织结构缺陷，可能与胚胎细胞分化障碍有关。

结节性硬化症的患病率为 3~10/10 万，其中 2/3 的病例为散发性。病例中 86% 是基因突变所致，伴外显不全的复合性发育不良。虽然 65% 的结节性硬化症患者为散发病例，但对家系的连锁分析结果发现，结节性硬化症具有遗传异质性。

1. 临床表现　结节性硬化症的表现呈多种形式，其特征性表现有癫痫、智力低下、皮脂腺腺瘤，即所谓三联征。常见皮肤症状有下列几种。①皮脂腺腺瘤：见于 50% 以上患者。一般在 3 岁以后至 10 岁间发生，出生时少见，青春期逐渐增大、增多。皮疹多分布在双侧鼻唇沟及两侧面颊部、颏部、耳部、颈部、眼睑，初起为浅红色、黄红色坚韧的小丘疹，随年龄的增长而增大为结节，并可见毛细血管扩张，表面光亮。②甲周纤维瘤：有时可为本病唯一表现，约 20% 患者出现该损害，一般在 10 岁以后出现。③鲨革样斑：常与面部血管纤维瘤同时存在，约 70% 患者发生在腰部、骶部，为隆起、大小不等的橘皮样、较软的皮肤斑块，大多在 10 岁之前发生。④条状叶样白斑：是很重要的诊断依据，一般发生在出生时或婴儿期，为 1~3cm 椭圆形或条状如桉树叶，滤过紫外线更为清楚，部分患者在颈部、腋部发生较多的咖啡色斑，白发及葡萄酒色血管瘤。

2. 治疗　本病尚无满意治疗方法，皮脂腺腺瘤可用电灼、微波凝固、CO_2 激光、手术切除治疗；癫痫者抗癫痫治疗。

3. 预防　按常染色体显性遗传规律，结合 TSC1 和 TSC2 基因的突变筛查进行预防。

什么是母源性苯丙酮尿症？

由于孕妇在怀孕前患有苯丙酮尿症（PKU）而又未经治疗或虽经治疗但

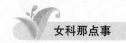

病情未得到控制，导致胎儿大脑在宫内受苯丙氨酸损害的，以智力低下为特征的病变称为母源性苯丙酮尿症。

苯丙酮尿症是一种常染色体隐性遗传代谢疾病，其致病基因已于1986年被克隆，基因突变多达400种以上。孕妇患者体内产生过量的苯丙氨酸。苯丙氨酸是一种致畸物质，母体内的苯丙氨酸可以通过胎盘对胎儿的发育产生毒性作用，特别是对神经系统造成损害，使胎儿发育异常。

1. 临床表现　智力低下、小头畸形和先天性心脏病是母源性苯丙酮尿症的主要临床表现。胎儿通常宫内生长障碍。患者的中枢神经系统异常，智力低下，平均智商只有40。常有小头畸形和先天性心脏病。其他先天性异常包括唇/腭裂和幽门狭窄等。

2. 治疗　对母源性PKU的治疗无特殊性，主要针对智力低下对症治疗。有机体先天性缺陷者，可以考虑手术治疗。胎儿一旦受损，中枢神经系统病理改变出生后难以逆转，先天性的畸形也只能是终生的改变。

3. 预防

（1）测定母体血苯丙氨酸浓度可以预测胎儿患病的风险。

（2）在受孕前给予遗传咨询服务，给患者有关母源性PKU的预防知识教育。

（3）主张孕妇在计划受孕前3个半月或更早就要把PKU控制住。

（4）一旦发现怀孕，严格限制苯丙氨酸饮食，要把母体苯丙氨酸血浓度控制在正常范围之内。

（5）新生儿的PKU筛查及其随访是绝对必要的；要特别注意孩子出生后包括饮食在内的家庭护理，避免轻度或者还未能被诊断的患儿继续受损害。

什么是母源性糖尿病综合征？

母源性糖尿病综合征是孕妇患有糖尿病而在怀孕前得不到控制导致妊娠期高血糖，使胎儿在宫内受损害而引起的先天性畸形。以往通常把这一疾病称为先天性母源性糖尿病综合征。由妊娠期生理代谢变化导致的妊娠期糖尿病（GDM），除了先天巨胎外通常不会导致严重的胎儿畸形。最近有人把妊娠期糖尿病与母源性糖尿病综合征统称为糖尿病性胚胎病。目前认为高血糖是导致胎儿畸形的主要原因。早孕期的高血糖可致胚胎黄囊发育受损。高血糖可影响肌醇的代谢，进而导致胚胎形态发育异常。

1. **临床表现** 尾骨退化是母源性糖尿病综合征的特异性临床表现。先天巨胎是妊娠期糖尿病的主要临床特点。主要的先天畸形包括以下几种。①骨骼系统畸形：不同程度的骶骨、尾骨骨性缺损，严重病例可有骶骨体缺如、臀部平坦、两腿短而发育不全、双脚呈马蹄内翻足；②心血管畸形：如大动脉转位、室间隔缺损、房间隔缺损、单心室、肺动脉瓣狭窄；③神经系统异常：如无脑畸形、前脑无裂畸形、脊柱裂等；④泌尿道畸形：如多囊肾、肾发育不良、双尿道；⑤胃肠道畸形：肛门闭锁、直肠闭锁、左结肠发育不良。

2. **治疗**

（1）饮食控制：是对妊娠糖尿病患者最重要的治疗方法之一。孕妇饮食调节十分重要，孕期增加热量以适应胎盘和胎儿的代谢。

（2）药物治疗：通过饮食控制血糖仍达不到正常水平者，应给予药物治疗。磺脲类药物能通过胎盘影响胎儿，双胍类药物也不宜于孕妇使用。

3. **预防**

（1）孕前及孕早期将血糖严格控制在正常范围，对降低先天性糖尿病综合征发生率至关重要。

（2）对妊娠的妇女进行常规糖尿病筛查。

（3）应定期进行 B 超检查，了解胎儿发育情况，及时发现胎儿畸形的发生。

什么是先天性脑积水？

先天性脑积水指各种原因导致脑脊液在脑室系统内过多积聚，常有脑室系统扩大，颅内压增高及头围增大。世界卫生组织报告发病率为 0.87%，国内报告为 0.5%。

1. **临床表现** 早期表现头围增大，呈进行性增大，与周身发育不成比例。前囟门扩大，张力增高，严重者各囟门均增大，颅缝裂开，颅骨变薄，前额突出，眼球下半部沉到下眼睑下方，呈落日现象。头部叩诊时可听到"破壶声"。患者出生后随访可见脑积水症状发展，颅内压增高，出现呕吐、抽搐、惊厥、嗜睡、腱反射亢进、踝关节痉挛。交通性脑积水，常出现智力障碍，呈进行性加重，最终发展为痴呆，同时还有反应迟钝、步态不稳、尿失禁，一般把痴呆、运动障碍、尿失禁称为本病的三联症。因环境或遗传等因素使

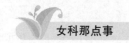

中脑导水管阻塞、畸形、狭窄等，造成脑脊液循环通路的梗阻，可分为先天性发育异常及非发育性两类。

2. 治疗　先天性脑积水早期治疗十分重要。早期治疗主要是减轻脑室异常扩张，降低对大脑皮层的压迫，减轻智力发育障碍。有专家认为脑积水治疗时，皮层的厚度在 50px 以上，术后智力多能恢复到正常水平，厚度在 12.5px 以下，术后智力多不能恢复。

3. 预防

（1）注意个人卫生、保持良好的生活习惯、注意适量的体能锻炼，以增强机体的抵抗能力。

（2）产前 B 超检查。

（3）产前羊水细胞染色体或脐血细胞染色体检查，排除胎儿染色体异常。

什么是唇/腭裂畸形？

唇/腭裂的新生儿发病率与种族有关。我国在新生儿中的发病率为 1.82 ∶ 1000。属多基因疾病，散发性多见。70%的病例发生在非综合征性疾病。

1. 临床表现　根据裂隙程度可将单侧唇裂分为Ⅰ、Ⅱ、Ⅲ度。Ⅰ度唇裂，裂隙只限于红唇部；Ⅱ度唇裂，裂隙达上唇皮肤；Ⅲ度唇裂，上唇到鼻底完全裂开。根据腭部的骨质、肌肉、黏膜的裂开程度和部位，可将其分为若干类型。①不完全腭裂包括：a. 悬雍垂裂、黏膜下隐裂；b. 软腭裂，裂隙仅限于软腭部分；c. 单侧部分硬腭裂，裂隙达到硬腭部分，在裂隙内可看到犁骨的一侧；d. 双侧部分硬腭裂，硬腭部分裂开，可达切牙孔后方，大部分犁骨位于裂隙正中。②完全腭裂包括：a. 单侧完全腭裂，裂隙自悬雍垂直达一侧的牙槽突型；b. 双侧完全腭裂，裂隙自悬雍垂，续过切牙孔，直达两侧牙槽突型。与综合征或染色体病等有关的唇腭裂则伴有其他有关的临床表现。

2. 治疗　主要包括喂养护理、手术修复、牙科牙齿矫正术、听力和语言训练等。手术修复是根本的治疗方法。单纯性唇裂预后很好，手术效果满意。大的腭裂则可引起容貌、吞咽、呼吸及发音问题，手术难度较大。

3. 预防

（1）在受孕之前应避免电离辐射、过量用药和接触化学物质及病毒感染；注意个人卫生、保持良好的生活习惯、注意适量的体能锻炼，以增强机体的抵抗能力。

（2）在早孕期避免应用有关药物和控制糖尿病是预防的有效措施。

（3）正常情况下，胎儿唇部在胚胎 45 天左右由外鼻窦和上颌窦在中线融合形成，是腭裂发生的高危期，孕妇在这段时间用药要特别慎重。

什么是先天性神经管缺陷？

神经管缺陷（NTD）主要包括无脑畸形、脊柱裂和脑疝三种，分别占 45%、45%~50%和5%，发病率依地区和国家而不同。我国北方地区发病率较高，为0.1%~0.2%。男女之比为1：1.3。

神经管缺陷被认为是一种由多因素相互作用引起的疾病，包括遗传因素和环境因素。90%以上的病例以散发性出现。正常情况下，神经板在妊娠 18 天形成，神经管约在妊娠第 4 周关闭。在胚胎早期，外胚层中央部分变厚，随后形成沟状而褶成神经管。遗传或外界因素在神经管形成的过程中影响神经管闭合则导致开放性神经管畸形。一般认为，无脑畸形发生在胚胎发育早期（3 周以内）。

1. 临床表现

（1）无脑畸形：是神经管缺陷最严重的一种。由神经管顶部不闭合引起。几乎所有的无脑畸形都在出生后数小时或数天内死亡。

（2）脊柱裂：脊柱裂是神经管缺陷中最常见的一种，脊髓脊膜疝和脊膜疝也归属在内，围产期死亡率5%~10%。通常有大小便失禁、脑积水和截瘫，伴有中重度的智力低下。

（3）脑疝：较少见。脑组织向颅外突出，并由封闭性的囊状组织所包裹。多发生严重神经系统症状和智力低下。

2. 治疗　①外科手术修复，对轻微的脊柱裂和轻微的脑疝可以通过外科手术修复，通常在 20~25 周行宫内修补术；②脑积水处理，可用脱水药物治疗；③控制感染，特别注意对中枢神经系统和生殖泌尿系统感染的治疗和控制；④生长发育干预，注意成活患者的生长发育方面的治疗；⑤心理咨询。

3. 预防　①产前筛查诊断。②超声波诊断，高分辨超声检查可以将大部分的神经管缺陷检测出来。③已证明孕前的叶酸服用是降低 NTD 发生率的有效措施；服用叶酸期间要注意同时补充维生素 B_{12} 以避免维生素 B_{12} 缺乏性贫血。

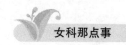

什么是雄激素不敏感综合征?

雄激素不敏感综合征是导致男性不育、男性两性畸形的重要病因之一，是一种 X-连锁隐性遗传性疾病，但有 1/3 患者无家族史。在新生儿中本病发病率为 1/60000~1/20000。雄激素不敏感综合征是一组与雄激素受体（AR）缺陷有关的遗传性发育疾病总称，它是由于雄激素受体基因的多个突变所致，最常见者为 AR 缺陷所致的睾丸女性化综合征。

1. 临床表现　表现形式与严重程度取决于 AR 表达的水平和 AR 功能受损的程度，因而本病临床表现极不均一，从外生殖器完全女性化到外表完全男性（仅有不育或男性乳房发育），可分为 4 种类型：①完全性睾丸女性化，尽管本病患者染色体核型均为 46，XY，但部分患者外生殖器酷似女性，直到腹股沟有肿块发现（睾丸）或到青春期乳腺发育而无月经来潮才被诊断。其睾丸也可位于大阴唇或腹腔内，少数患者甚至可作为女性过性生活，而无生育能力。②不完全性睾丸女性化，可有不同程度的女性化表现，从类似于女性外阴到类似于男性外阴而只有尿道下裂。介于两者之间者可表现为分叉阴囊，性毛、体毛、乳腺发育亦比完全性女性化患者更接近于男性，均无生育能力。③男性乳腺发育，其外生殖器为男性，到青春期后有进行性乳腺发育，与女性乳房相似，但无疼痛或溢乳，伴腋毛缺如、精液量少，但精子活率正常，前列腺小于正常人，为本病最轻型；④男性不育症，患者外表完全为正常男性，但精子数量严重减少而致不育。

2. 治疗　包括矫正外生殖器畸形与激素替代以促进并保持第二性征。治疗方案取决于患者年龄、外生殖器畸形的严重程度以及患者与家属的意愿。根据外生殖器畸形程度用手术矫正分别使其保留男性或女性的外阴，然后用雌孕激素或雄激素制剂替代治疗，但均不能恢复其生育功能。

3. 预防　①进行产前诊断。②性别定向手术治疗应在患者建立性别概念之前进行，并在性别概念建立后给予重点的性别教育；对确定以女性抚养的患者提供有关疾病知识的教育，以减轻对无生育能力的思想压力。

什么是遗传性对称性色素异常症?

遗传性对称性色素异常症（DSH），为一种较为少见的常染色体显性遗传病。典型皮损为指端呈色素沉着或色素减退形成的网状斑，皮损对称分布。主要在婴幼儿期发病，表现为指端对称性分布的、形状和大小不规则的色素沉着和色素减退网状色斑，以手背和脚背部位更为明显，面部也很常见。该病可见于各个种族，但主要见于亚洲人群，日本报道较多，发病率约为1.5/10万。国内至今仅报道了16个家系和8例散发病例共130多名患者。致病基因为定位于1q21.3的启动双链RNA特异性腺苷脱氨酶基因，又命名为ADAR基因。

1. 临床表现　婴儿期和儿童早期发病。据文献统计，73%的患者在6岁之前发病。临床表现为指端背侧尤以手足背明显，也可延及前臂、小腿，呈对称分布的形状和大小不规则的色素沉着和色素减退的网状斑，面部、颈项部可见雀斑样色素沉着斑，皮损经久不退，日晒后更为明显。无自觉症状，但影响患者美观，造成患者沉重的心理负担。

2. 治疗　无特殊治疗，中年后色素减退斑部分可有逐渐恢复现象。

3. 预防　按孟德尔遗传方式常染色体显性遗传进行相应的理论发病风险评估，对已诊断出家系的致病基因突变谱的，可进行分子诊断及产前诊断。

什么是遗传性色盲？

先天性色盲或色弱是遗传性疾病，且与性别有关。临床调查显示，男性色盲占4.9%，女性色盲仅占0.18%，男性患者人数大大超过女性，这是因为色盲遗传基因存在于X染色体上，而且采取伴性隐性遗传方式。通常男性表现为色盲，而女性却为外表正常的色盲基因携带者，因此色盲患者男性多于女性。

属于X连锁的隐性遗传，表现为患者不能区分红色和绿色，决定此病的基因是隐性的，位于X染色体上。男性患者的基因为XbY，而女性患者的基因型为XbXb，女性色盲携带者基因型为XBXb。因此如果男性患者与正常女性结婚，则儿子均正常，而女儿则都为色盲基因携带者。如果女性色盲患者与正常男性结婚，儿子都为患者，女儿均为色盲携带者。如果女性色盲携带者与正常男性结婚，后代中儿子将有1/2可能发病，女儿不发病，但有1/2为携带者。如果女性色盲携带者与男性色盲患者结婚，后代中儿子有1/2可能发病，女儿有1/2可能发病，1/2为携带者。

红绿色盲（redblindness）是一种最常见的部分色盲，分为红色盲和绿色盲。患红绿色盲的人不能区分红色和绿色，他们把整个光谱看成两种基本的

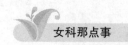

色调：长波（红、橙、黄、绿）部分为黄色，短波（青、蓝、紫）部分为蓝色。专家认为，患者视网膜上同样具有正常人感受红光和绿光的两种锥体细胞，但把来自这两种细胞的信息混合在一起，故大脑分不清是红光还是绿光。

什么是着色性干皮病？

着色性干皮病（XP）为一种少见的常染色体隐性遗传病。

其特征为"DNA切除修复系统"的功能缺损或降低，不能有效清除紫外线所致的嘧啶二聚体。临床表现为曝光部位出现皮炎、色素异常改变、皮肤过早老化以及继发皮肤肿瘤。患者常伴有眼和神经系统的症状。该病可见于各种族人群，以日本人和中东人患病率最高。我国发病率为1/25万。本病为常染色体隐性遗传。患者父母大多有血缘关系，男女发病率相等。

1. 临床表现

（1）皮肤症状：幼年发病，暴露部位出现雀斑和皮肤干燥，日晒后色泽加深，伴有色素减退或萎缩、毛细血管扩张及疣状角化，皮损易突变为基底细胞癌、鳞状细胞癌和恶性色素瘤等，少见有血管肉瘤及纤维肉瘤。患者常在10岁前死亡，1/3患者在20岁前因肿瘤转移或感染死亡。

（2）眼部症状：畏光流泪是最早出现和最常见的症状，有不同程度的结膜炎、角膜炎、眼球粘连、眼睑内翻或外翻，翼状胬肉等。

（3）神经系统症状：可累及20%左右患者，多见于A型及D型。表现为智力低下、小脑共济失调、反射减弱或消失等。

（4）其他：内脏恶性肿瘤的危险性比正常人群高10~20倍，包括白血病、肺和中枢神经系统肿瘤。

2. 预防　应避免日晒。曝光部位外涂遮光剂。好发性肿瘤及早诊断，加以切除。眼部病变应行眼科处理。禁止近亲结婚是降低着色性干皮病发生的有效措施。

什么是"猫叫综合征"？

猫叫综合征，患者第5号染色体短臂缺失，故又名5p-综合征，为最常见的缺失综合征，因婴儿时有猫叫样啼哭而得名，其原因在于患儿的喉部发育不良或未分化所致。猫叫综合征发病率约为1/50000，女性患者多于男性患者。

1. 病因

（1）物理因素：X射线、电离辐射等。

（2）化学因素：化学药物如抗代谢、抗癫痫药物等，农药，毒物如苯、甲苯、砷等。

（3）生物因素：一些微生物如弓形虫、风疹病毒、巨细胞病毒、麻疹病毒、腮腺炎病毒等的感染。

（4）高龄孕妇：目前认为，CTNND2基因的缺失与一些患者严重的智力低下有关。

2. 临床表现

（1）猫叫样哭声：婴幼儿期特征性表现。

（2）特殊面容：头小，圆月脸不对称，呈惊恐状；眼距增宽，内眦赘皮，眼角下斜，斜视，白内障，视神经萎缩；鼻梁宽，小下颌，偶见唇腭裂，错咬合；耳位低，发育不良；颈短。

（3）神经系统：新生儿期肌力低下，明显的智力低下、智力发育迟缓，如2岁后才能坐稳，4岁后才能独立走路，成人期后有多动及破坏性行为。

（4）其他：生长发育落后，先天性心脏病（50%）；掌骨短，并指，通贯掌纹，髋关节脱位，半椎体，脊柱侧凸；肾脾缺如，尿道下裂，隐睾，腹股沟疝等。

猫叫综合征患者5号染色体短臂缺失的大小从10~45MP不等，可以从5p15.2区域到整个短臂的缺失，缺失片段越大，患者症状越严重。

3. 诊断　如果患儿出现类似猫叫的可疑声音，应做染色体核型分析确诊。患儿核型为46，XX（XY），5p-。

4. 治疗　对于已经出生的患儿，需要多学科进行对症和支持治疗为主的综合治疗，治疗应个体化。临床上应以预防为主，做好产前诊断。

"卵巢早衰" 六大因素

卵巢早衰（POF）是指已建立规律月经的女性40岁以前由于卵巢功能衰退而出现持续性闭经和性器官萎缩，常有促性腺激素水平的上升和雌激素水平的下降。多数患者会出现月经稀发、闭经，潮热，多汗，心烦，失眠，阴道干涩，性欲下降等绝经前后的症状。同时也会伴有皮肤松弛粗糙、子宫下

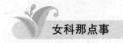

垂、不排卵、脱发等表现。

据统计，POF在一般人群中的发病率为1%～3%，30岁之前发病率为0.1%，20岁之前发病率约为0.01%。近10年来，该数据逐年上升，且发病年龄趋于年轻化。因此，预防年轻女性卵巢早衰刻不容缓。下面就让我们看一下卵巢早衰的可能影响因素。

1. 精神压力大　压力大、焦虑、心情抑郁是卵巢早衰的高危因素。

有些女性，尤其都市白领，长期处于快节奏、高压力下，中枢神经系统与下丘脑-垂体-卵巢轴功能失调，导致促卵泡素、黄体生成素异常分泌，排卵功能障碍，闭经，进而导致卵巢功能减退，激素水平降低。

应对策略：要适时地摆脱压力、焦虑状态，给自己减压，释放坏情绪，保持心情舒畅。

2. 性腺感染　盆腔感染可能是引起卵巢早衰的重要原因。与POF相关的感染性因素包括病毒感染、细菌感染以及特异性感染。病毒、细菌、结核杆菌等侵入卵巢，导致卵巢炎症后纤维化，卵泡数量减少，可发展为卵巢早衰。目前已证实，幼年时患过病毒性腮腺炎的女性更易发生卵巢早衰，与病毒侵害卵巢细胞和组织导致卵巢功能下降、生殖器官萎缩有很大关系。

应对策略：重视预防接种，从幼儿起关注生殖健康。坚持锻炼，增强机体免疫力。对化脓性、结核性以及淋菌性盆腔炎等疾病的防治工作也十分重要。

3. 药物影响　主要包括紧急避孕药、抗肿瘤类药物、抗抑郁药物、治疗失眠的药物以及雷公藤多苷等。这类药物会长期抑制卵巢功能，导致功能紊乱，性激素的分泌及排卵均不正常，最终卵巢功能衰退。

应对策略：不要轻易（长期）服用紧急避孕药，服药前看清楚药物的不良反应，或在医生指导下正规用药。

4. 减肥过度　大多数女性在追求"白瘦美"的时候，就会通过节食、吃素等不健康的方式来减肥。如果盲目节食和长期吃素，会导致营养不良，影响垂体的功能，导致促性腺激素分泌不足，卵巢功能减退出现萎缩。

应对策略：平衡膳食，均衡营养，选择科学健康的减肥方式。多食新鲜蔬菜和水果可抵抗卵巢早衰。

5. 对卵巢的过度刺激　近年来，由于生育年龄推迟，一些女性被迫选择促排卵的方法提高怀孕的概率，但如果过度刺激卵巢，对卵巢的杀伤力还是很大的，容易造成卵巢功能的衰退。

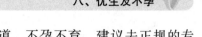

应对策略：摆脱压力，适龄生育才是王道。不孕不育，建议去正规的专科医院进行治疗。

6. **遗传及自身免疫学疾病** 卵巢早衰与患者的染色体异常等遗传因素可能有关。卵巢功能过早衰退也可能与自身免疫系统有关。研究发现，部分卵巢早衰患者常合并有自身免疫疾病，如艾迪生病，乔本甲状腺炎或类风湿病等。

应对策略：如果怀疑是遗传或自身免疫性疾病引起的卵巢早衰，一定要去正规的专科医院早做治疗，以免错过最佳治疗时间。

此外，环境污染，长期熬夜、失眠、吸烟、饮酒及多次人工流产都是卵巢早衰发生的危险因素。预防 POF，要做到少熬夜，不节食，健康地运动减肥，坚持锻炼，增强体质，放松心态，保持心情愉悦。还要注意饮食，均衡膳食营养，选择豆制品等安全的补充植物性雌激素的食疗方法。

二胎妈妈七大难

随着二胎政策放开，除了明显的医疗资源短缺，二胎妈妈自身也面临着巨大的挑战。能否遂了自己的心愿或是家人的企盼，还要看以下 7 大难关你是否可以顺利通关。

1. **年龄过大** "高龄"是首当其冲的问题。女性最佳生育年龄为 24～30 岁，30 岁起生育能力的曲线便呈下降趋势。35 岁时生育能力下降到仅相当于 25 岁女性的 50%，38 岁时降到 25%，超过 40 岁则不到 5%。甚至部分女子在绝经前 7～8 年，就已经丧失了生育能力。

2. **卵巢储备下降** 人类女性卵巢皮质内含有的原始卵泡称为卵巢储备。在女婴出生时，卵巢里就贮存着足够一生需要的卵子。待女孩进入青春期，每 28 天左右，就有 1 个（极少有 2 个）初级卵母细胞受性激素的刺激苏醒过来，发育成熟为卵子，并被排出。随着年龄增长，女性卵巢储备功能随之下降，窦卵泡数量减少，促卵泡生成素（FSH）数值升高，导致排卵能力下降。

3. **卵子质量降低** 卵子的年龄基本和人的年龄同岁，生育年龄越晚，卵子越老，卵子受环境和污染的影响越大，卵细胞质量也就越差。不但容易发生卵子染色体异常，从而生下畸形儿，也增加胎停育、流产概率。例如，唐氏综合征胎儿的发生率会随着孕妇年龄的增加而成倍增加，医学研究预测：

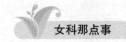

25～29 岁的时候大约是 0.11%，30～35 岁增加到 0.26%，36～40 岁上升到 0.56%。

4. 子宫内膜过薄　受精卵在子宫内膜着床是孕育胚胎的开始，但随着年龄的增加，子宫内膜在形态和功能上会发生一系列的改变。当女性接近更年期时，子宫内膜可能会越来越薄，越来越不适合受精卵着床。所谓"盐碱地里长不出好庄稼"。此外阴道分泌物流动性会变差，也不利于精子进入。

5. 并发症多　由于年龄偏大，二胎孕产妇中有不少人都可能有轻微的糖尿病或者高血压，平时身体机能正常，并未觉察。一旦怀孕，身体各项机能和激素水平的变化都会将这些隐性的疾病诱发出来，不仅影响胎儿的正常发育，更会给孕妇带来生命危险。

6. 工作、生活压力大　一般这一阶段的女性，经历过前期的奋斗拼搏，事业正处在蒸蒸日上的好时候。工作的压力，再加上"上有老，下有小"的家庭状态，使不少女性身心俱疲。长期过劳，伴随着失眠、紧张、焦虑，令不少女性怀疑自己是否还有能力、有精力孕育二胎。

7. 他还能配合吗　虽然男性的生育能力比女性要强一些，但他们在 35 岁之后精子质量也会日渐下降。虽然有不少老夫少妻的情况，也有男性即使六七十岁了仍还具有生育能力，但相对于生育第一个孩子时，他的精子质量已大大下降。所以二胎妈妈不仅要重视自己的孕前调理，也一定约上老公一起，去重温一下当年一起孕检的幸福美满。

高龄二胎妈妈所面临的难关重重，在这里也给大家提个醒，千万不要觉得自己已经生过孩子了，现在一定就没问题。重视孕前检查，用积极的心态科学备孕是关键！

不孕症与肥胖有关吗？

小赵胃口很好，平时又爱吃零食，不喜欢运动，体重严重超标。同事有时与她开玩笑说："还吃，小心结婚后生不了孩子。"小赵开始听到这话还不在意，但是听得多了也有些害怕了，肥胖真的能引起不孕吗？

绝大多数肥胖患者属于单纯性肥胖。引起的原因一是饮食过量，特别是大量脂肪和糖类食物的摄入；二是食量虽不大，但活动量太少，能量以脂肪形式储存于体内。

1. 肥胖的诊断　肥胖症的诊断主要根据体内脂肪堆积过多和（或）分布

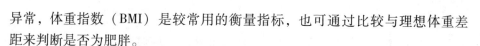

异常，体重指数（BMI）是较常用的衡量指标，也可通过比较与理想体重差距来判断是否为肥胖。

$$体重指数（BMI）= 体重（kg）/ 身高（m）^2$$

WHO 提出：BMI≥25 为超重，BMI≥30 为肥胖。

亚太地区肥胖和超重的诊断标准专题研讨会依据亚洲人特点提出：BMI≥23 为超重，BMI≥25 为肥胖。

理想体重（kg）= 身高（cm）-105，或身高减 100 后再乘以 0.85（女性）

实际体重超过理想体重的 20% 者为肥胖；超过理想体重的 10% 又不到 20% 者为超重。

2. 肥胖与不孕　明代著名医家万全在"济阴通元赋"中就提出了辨妇科病当辨体质，并指出女性"体本娇柔，性最偏颇。肥白者多痰，瘦黑者多火"。其实这种将体型与妇科病相联系起来的认识来自于朱震亨"肥人多湿，瘦人多火"（《格致余论》）。他指出肥胖、饮食过度的人多有经水不调，属痰湿之因。我们现在认为，妇科疾病与女性的体质特征如体型、性格密切相关。正如万氏所言："盖妇女之身，内而肠胃开通，无所阻碍，外而经隧流利，无所碍滞，则血气和畅，经水应期。惟彼肥硕者，膏脂充满，元室之户不开。挟痰者痰涎壅滞，血海之波不流。故有过期而经始行，或数月而经一行，即为浊为带为经闭、为无子之病。"所以，肥胖者"肥痰凝塞"是导致月经不调、不孕的原因之一。

《傅青主女科·种子篇》也曾提出"肥胖不孕"的病名，"妇人有身体肥胖痰涎甚多不能受孕者……谁知是湿盛之故乎？"妇人素体肥胖，兼恣膏粱厚味，以致痰湿内生，流注冲任胞脉；或因体脂过盛，壅塞胞脉和胞宫而致不孕。临床常表现为不孕，月经失调、稀发或量少，甚则闭经，形体渐胖，肢体多毛，嗜睡乏力，纳减，喉中多痰，头晕目眩，白带增多，年轻女性还可有面部痤疮等。类似多囊卵巢综合征或高雄激素所致卵巢排卵障碍。

一部分单纯性肥胖者的卵巢有类似多囊卵巢综合征的组织学变化，出现月经不调和不排卵，因而可引起不孕症。当体重下降后，代谢紊乱可以减轻甚至消失，卵巢变化也消失，月经和排卵可以恢复。怀孕也是不受影响的。

3. 易胖体质自测　①饮食不规律，经常吃外卖，挑食，喜欢吃高油食物及油炸食品，且吃东西速度快，爱吃零食，爱吃夜宵，通过吃来发泄情绪；②喜欢喝饮料，经常喝酒；③不爱运动；④睡眠不足；⑤神经敏感；⑥身边

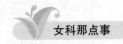

多为肥胖的朋友。

4. 肥胖伴多囊卵巢综合征患者的药物治疗与自然调理　多囊卵巢综合征是育龄妇女最常见的内分泌紊乱疾病，而肥胖是 PCOS 常见的症状之一，占发病患者的 50%~70%，又因其胰岛素抵抗、糖耐量异常的特点，更进一步形成恶性循环。故此，越来越多的专家提出对 PCOS 患者进行长期的调控管理，包括药物保守治疗与生活方式的调理等。

在药物治疗方面，应遵循"胖人本虚标实，多痰多湿"的特点，运用中药周期疗法模拟正常的月经周期，在以调整阴阳、补肾活血的周期疗法基础上结合 PCOS 肥胖患者的辨证特点，给予健脾祛湿化痰中药，如茯苓、陈皮、姜半夏、枳实、厚朴、山楂、莱菔子等，使痰湿得以化，瘀血得以行，气血经脉得通，冲任二脉得畅，能减少痰湿体质者体内脂肪积聚，改善其痰湿的体质，减轻其瘀血的症状，疗效显著。

针对伴有胰岛素抵抗类 PCOS 人群，二甲双胍能够抑制肠道葡萄糖的吸收、肝糖原异生和输出，增加组织对葡萄糖的摄取利用，提高胰岛素的敏感性，在青少年的 PCOS 患者中可预防性使用。但应注意初次用药，为减少胃肠反应，可选择渐进式给药，由每天"0.5g，每日 1 次，1 周"向"0.5g，每日 2 次，1 周"，"0.5g，每日 3 次，1 周"过渡给药，用药期间检测肝肾功能。

此外还应注意对肥胖型 PCOS 患者生活方式的调整，通过饮食指导和运动指导，帮助患者建立健康的生活模式。其中控制饮食的关键不是食物本身而是热量的限制，首先按公式"基础代谢率（BMR）×95%×活动因子−600（kcal）"计算出每天应摄入总热量。再根据中国居民膳食指南要求分配三大营养素所占总热量的比例（碳水化合物占 55%~65%，脂类占 20%~30%，蛋白质占 15%），合理分配三餐摄入。多选用低糖、高纤维食物，以不饱和脂肪酸代替饱和脂肪酸，忌食雄性物、甜食、零食，改变不良的饮食习惯，减少精神应激，戒烟、少酒、少咖啡因。

运动方面，每周保证至少 5 次 40 分钟以上低强度、长时间、不间断、有节奏的有氧代谢运动。注意有效运动，锻炼时要出汗，锻炼后自数心率应大于 120 次/分。

多囊卵巢综合征与不孕症的关系

多囊卵巢综合征（PCOS）是最常见的妇科内分泌疾病之一。多于青春期开始发病，常见于育龄妇女。主要临床表现有以下几点。

1. 月经失调　为最主要症状。多表现为月经稀发（周期 35 天~6 个月）或继发性闭经。闭经前常有月经稀发或过少。部分人虽然有规律的月经，但是无排卵。也可表现为不规则子宫出血，即月经周期、经期、经量无规律性。

2. 不孕　以原发性不孕症较多见。稀发排卵或无排卵，故导致婚久不孕。

3. 肥胖　50%以上患者肥胖（体重指数 BMI ≥25kg/m²），且常呈腹型肥胖。肥胖与胰岛素抵抗、雄激素过多及瘦素（一种有助于调节能量平衡的激素）抵抗有关。

4. 多毛、痤疮　是高雄激素血症最常见的表现。出现不同程度的多毛，以性毛为主，阴毛浓密且呈男性型倾向，延及肛周、腹股沟或腹中线，也有上唇细须或乳晕周围有长毛出现等。油脂性皮肤和痤疮也常见，这与体内高雄激素刺激皮脂腺分泌有关。

5. 黑棘皮症　颈背部、腋下、乳房下、腹股沟等的皮肤皱褶处出现灰褐色色素沉着，呈对称性，皮肤增厚，质地柔软。

PCOS 的诊断为排除性诊断。对于育龄期女性，目前大多采用的诊断标准是欧洲生殖和胚胎医学会与美国生殖医学会 2003 年提出的鹿特丹标准：①稀发排卵或无排卵；②高雄激素的临床表现和（或）高雄激素血症；③卵巢多囊改变：超声提示一侧或双侧卵巢直径 2~9mm 的卵泡 ≥12 个和（或）卵巢体积 ≥10ml；④3 项中符合 2 项并排除其他高雄激素病因，如库欣综合征、先天性肾上腺皮质增生、分泌雄激素的肿瘤。

PCOS 对女性健康的影响是长远的。

PCOS 与心脏代谢异常相关并可能会增加患心血管疾病的风险。

PCOS 患者无排卵、肥胖等致子宫内膜长期受雌激素刺激而无孕激素拮抗，子宫内膜癌的发病风险是无此病的 2.7 倍。

PCOS 患者亦增加患妊娠疾病、阻塞性睡眠呼吸暂停综合征和精神痛苦（抑郁、焦虑）等疾病的风险。

因此，对育龄期女性 PCOS 的治疗，需要调整月经周期、促排卵、降低雄激素水平和改善胰岛素抵抗等。

尤其是肥胖患者，要注意控制饮食、适量运动、适当减肥，把 BMI 控制在 18.5~23.9kg/m² 之内。

当你瘦下来了，月经恢复正常了，"好孕"在不经意间就来了。

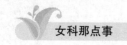

❖ "竹竿女孩"的生育难题 ❖

唐朝那个以胖为美的时期已经一去不复返了。在21世纪的今天，人们的审美观也不时在发生着变化，推崇以瘦为美。

BMI 即身体质量指数，是目前国际上常用的衡量人体胖瘦程度以及是否健康的标准之一。目前我国正常成人 BMI 参考标准为 $18.5 \sim 23.9 \text{kg/m}^2$。尽管 BMI 在正常范围内，但为了瘦成一道"闪电"，很多女孩儿会采取大量运动或者节食的方式过度减肥，最后导致月经紊乱或闭经。这样的女孩儿被形象地称为"竹竿女孩"。

大多数"竹竿女孩"都会遭遇生育难题，因为规律的月经是受孕的基础。"种子必先调经"，只有月经规律，能正常排卵，才有可能受孕。

月经的维持有赖于一定比例（17%～22%）的机体脂肪，肌肉/脂肪比例增高或总体脂肪减少，均可使月经异常。如果身体脂肪含量<22%就不能维持正常月经，<17%月经就无法月经来潮。女性的月经主要由下丘脑-垂体-卵巢轴这一生殖轴调控，其中的任何一个环节出现问题，都会导致月经异常。

目前认为体内脂肪减少和营养不良引起瘦素水平下降，是生殖轴功能受抑制的机制之一。

体重过轻对月经的影响取决于促性腺激素释放激素受抑制的程度，其发展过程依次为：黄体功能不全→稀发排卵→无排卵→低促性腺激素性闭经。当脂肪含量太少时，机体会处于应激状态，促使下丘脑-垂体-肾上腺轴功能活跃，导致高皮质醇血症，同时升高的促肾上腺皮质激素释放激素可直接作用于下丘脑的促性腺激素释放激素，抑制性腺轴，导致月经紊乱或闭经。若作用于卵巢上，则会抑制卵泡的发育。如果受抑制较轻，则表现为排卵障碍；如果受抑制较重，则导致低促性腺激素性闭经。

大家都知道运动员由于高强度运动耗能以及有意控制饮食减重，会导致其能量不平衡。而这种能量不平衡会破坏月经规律甚至抑制月经，减少雌激素的分泌，增加骨质疏松和应力性骨折的风险。丹佛一关于女运动员三症专项临床试验发现：女性运动员增加进食，可以恢复其由于剧烈运动所抑制的月经周期。"竹竿女孩"与运动员颇为相似，甚至生活中的一部分女性运动员就是"竹竿女孩"。

我们那些"竹竿女孩"们不要总感觉自己胖而去过度减肥，女性朋友应

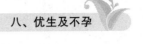

该把健康放在第一位，"健康才是美"！要合理饮食、适度运动、规律生活，把 BMI 控制在 $18.5\sim23.9\mathrm{kg/m^2}$ 之内（理想数值为 $22\mathrm{kg/m^2}$）。只有这样，"月经"才能按时来，才能正常排卵，女人才有做母亲的资本。

试管婴儿知识知多少

不少读者朋友搞不清楚试管婴儿是怎么回事——是在试管里培养的吗？还是从妈妈肚子里生出来的？和普通孩子有区别吗？……今天，我们来科普一下，试管婴儿产生的全过程，以及选择试管婴儿的母亲默默承受的痛苦。

1. 试管婴儿培育过程　试管婴儿，是对"体外受精和胚胎移植（IVF-ET）"的俗称，它与人工授精技术同属人类辅助生殖技术（ART），为患有输卵管梗阻或少弱精子症等疾病的患者服务，使难以受孕的夫妇也能如正常家庭一样生下宝宝，共享天伦之乐。

当然了，医生们并不是真的在试管里培养婴儿，而是从夫妻双方的身体里，分别取出卵子和精子；然后在专门的实验室中，使卵子和精子结合，进行受精，发育成胚胎，然后再把胚胎送回妈妈的肚子里，等待宝宝茁壮成长。

整个过程如下：

（1）促排卵：由于不是每个卵子都能受精，也不是每个受精卵都能发育成有活力的胚胎，因此要从女性体内获得多个优秀的卵子，才能保证有可以移植的胚胎，这就需要对女性进行促排卵治疗。在这个过程中，女性可能需要注射十几天促排卵针。

（2）取卵：医生在 B 超引导下应用特殊的取卵针经阴道穿刺成熟的卵泡，吸出卵子。取卵过程是在局部麻醉的情况下进行的，通常不会超过半小时。

（3）取精：当女性取卵时，男性同时进行取精，这个过程相较取卵简单许多。

（4）体外受精：即在身体外使精子与卵子结合，在实验室里进行，有两种形式：①把精子和卵子放在一起，让其自然结合，就是所称的常规受精方式，主要应用于女性不孕症；②显微注射受精，在显微镜下将卵子固定住，将精子抽入注射针内，注射进卵子内，就像在肌内注射一样，主要适用于男性不育症。

因为受精卵怕光，受精过程通常在较为黑暗的环境下进行。同时，培养箱会模拟人体子宫环境，保持 37℃ 左右。

（4）移植胚胎：受精培养 3 日后，医生会根据女性年龄挑选 2~3 个优秀胚胎，通过子宫颈移入母体子宫。我国规定，年龄在 35 岁以下且首次做试管婴儿者，一次最多植入 2 个胚胎，35 岁以上一次最多植入 3 个胚胎。如果植入胚胎全都完好，还需进行减胎。多余的胚胎，则会在冷冻后被置入液氮零下 196℃保存。

（5）黄体支持：由于应用了促排卵药物，以及取卵导致的卵泡颗粒细胞的丢失，妇女在取卵周期通常存在黄体功能不足，需要应用黄体酮和（或）绒毛膜促性腺激素进行黄体补充/支持。如果没有妊娠，停用黄体酮，等待月经来潮。如果妊娠了，则继续应用黄体酮，通常至 B 超看到胎心后 3 周。

（6）妊娠确定：在胚胎移植后 14 天测定血清 HCG，确定是否怀孕。在胚胎移植后 21 天再次测定血清 HCG，以了解胚胎发育的情况。在胚胎移植后 30 天经阴道超声检查，确定是否宫内妊娠，有无胎心搏动。

如果一切顺利，至此，试管婴儿的过程就算成功了。接下来和自然妊娠过程一样，胎儿将在母亲腹内逐渐长大，直至"瓜熟蒂落"。

试管婴儿虽名为试管，却和试管没有多大关系，只是将精子和卵子在体外进行结合再移植回母亲的子宫，这些宝宝的生长空间依然是妈妈的子宫。

2. 女性为试管婴儿的诞生承担了更多　在不孕不育高发的今天，尤其是国家放开二孩政策后，越来越多的家庭存在生育需求，又因主客观条件的限制而需要求助于试管婴儿这样的辅助生殖技术。遗憾的是，还有许多患者或家属，不能正视试管婴儿技术的存在，有些人甚至怀疑这样生出的宝宝是不是自己亲生的？更为严重的是，他们往往会一股脑将所有问题都怪罪在女性身上。

生殖中心的医生认为，她们在医院见到了太多因无法怀孕而打骂哭闹的夫妻。不孕，夫妻双方都可能是问题的来源，但多数人都认为这些全是女方的责任，这对女性来说非常不公平。

在做试管婴儿过程中，男性只需要自行取精，十分轻松，而女性却要频繁地接受打针、吃药、抽血、检查、手术等各项内容，有些女性患者苦笑着对医生说："医生，我这只胳膊都是针眼儿了，今天换另一只吧。"让医生听了都不禁为之心酸。

即使成功怀孕，女性还要面临长达近 1 年的孕期不适，要面临分娩的痛苦，接下来又是 1 年左右的哺乳期。而当产假结束回归工作，职场是否还有她们的位置也是个未知数。因此，生殖科医生也呼吁全社会尤其是广大男性正视不孕症的原因和试管婴儿这类辅助生殖技术，一定要多多关爱女性，力所能及地帮助她们，给她们更多温柔的呵护。

"试管婴儿"——无奈的选择

世界范围内育龄夫妇的生育力呈下降趋势，不孕不育患病率高达15%～20%，成为继癌症和心脑血管疾病外的第三大疾病，中国不孕不育夫妇至少达1000万对。不孕不育影响患者工作和生活，导致家庭破裂、社会不和谐、出生人口质量下降。虽然辅助生殖技术在近年间取得了巨大的发展，也为众多不育夫妇带来了希望，但目前仍然面临着一系列挑战。

且辅助生殖后代的健康问题一直受世界各地科学家的关注，因卵胞浆内单精子显微注射技术（ICSI）直接将精子注入卵子，违背了自然受精的生物学法则而具有很大的遗传风险，对于首批已成年的ICSI后代的生育力情况也在陆续开展研究。2016年10月比利时的研究人员在Hum Reprod发表了部分关于辅助生殖后代生殖健康大型随访研究的内容，分别对54名ICSI男性后代（18～22岁）和57名自然受孕出生的男性的精液样本进行了比较。

结果显示：自然受孕的后代精子浓度几乎是ICSI后代的两倍，ICSI组总精子数量和活动精子数量也比对照组低2倍，精子浓度仅为世界卫生组织设定的正常生育力的1/3。在这个54对父亲-儿子的小组中，父亲与儿子的总精子数量之间有弱的负相关联系。虽然该研究仍存在种种局限和不确定性（由于样本量较小，且试验中接受ICSI的男性均存在严重男性不育因素），但从这篇研究看来，因父亲因素不育的ICSI后代的精子质量和数量明显较低。该研究结果首次证实，无论是自然受孕还是使用ICSI技术，由遗传因素引起的男性不育这些遗传缺陷都会传递给下一代。

Andre Van Steirteghem说，"从最早一批通过ICSI技术出生的男性来看，男性接受ICSI技术后，精子受损的特性仍会遗传给下一代。"该结果提醒我们，ICSI不仅是治疗男性不育不孕的技术，也是一种避开问题的措施，而我们的下一代将继续遭受着同样的困扰。

再看国内，我国是人口出生缺陷高发国家之一。随着二胎政策的开放，我国女性高龄生育人群增加，对于ART也带来一系列问题，如妊娠率降低、流产率升高。胚胎染色体异常是导致妊娠失败和自然流产的主要原因，通过体外受精方法获得的胚胎有40%～60%存在染色体异常，这可能与配子的形成

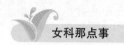

过程或受精卵形成后的异常事件相关。研究显示，随着母亲年龄的增大，有缺陷的卵母细胞比例增高，胚胎染色体异常的风险也越高，从而造成新生儿出生缺陷比率上升。2016 年 12 月底，国际首例"MaReCS"宝宝的诞生，标志着我国胚胎植入前遗传学诊断技术在改写"染色体平衡易位向子代传递的遗传结局"方面取得了重大突破性进展，但同时我们是否可以大胆猜测，"试管婴儿"是否在一定程度上影响了人类的进化，违背了大自然"优胜劣汰"的规律？

我们建议不孕不育患者要"夫妻同治，自然受孕"。夫妻同治有利于最快找出病因，缩短治疗时间，且女性的检查要受到生理周期的限制，还可能有一定的创伤性，相比之下，男性检查则相对方便，主要取精液进行检查。发现不孕不育后，夫妻双方不要互相埋怨，而应该互相鼓励，积极治疗，争取自然受孕，切莫把"辅助生育"视为受孕的"直通车"。应根据病情选择治疗方法：如果夫妻双方中有一方或双方存在影响生育的一般问题（病情相对不严重），应把药物治疗方案作为首选；若夫妻一方的问题十分严重，或者双方的生育问题均很严重，难以药物治疗、自然受孕的，则倾向于选择辅助生育技术，避免过久的药物治疗以及丧失"黄金"生育时间。此外，在进行辅助生育前仍应尽可能地进行中药调理，并结合生活、饮食调理，使身体达到的最佳备孕状态。

"试管"也"挑剔"，并非一击而中

全世界第一例"试管婴儿"路易丝·布朗，于 1978 年 7 月 25 日在英国的兰开夏奥德姆医院诞生，这是人类生育史上的一个伟大奇迹。这也引起了世界各国科学家的关注，此后，许多国家纷纷效仿，"试管婴儿"也日渐风靡。

全世界的"试管婴儿"技术从无到有，为无数个不孕不育症家庭带来了福音。但是，"试管婴儿"也是很"挑剔"的，患有哪些疾病的人才可以考虑用"试管婴儿"的方法来怀孕呢？

1. 输卵管病变

（1）输卵管梗阻、严重输卵管粘连、积水，经手术治疗无效或估计无法恢复输卵管功能者。

（2）先天或继发性输卵管缺失或输卵管绝育术后无复通可能。

（3）其他原因造成输卵管"拾卵"障碍。

2. 排卵障碍　反复未破裂卵泡黄素化，药物诱发排卵无效以及多囊卵巢综合征促卵泡发育不理想，难以控制卵泡发育数。

3. 子宫内膜异位症　子宫内膜异位症合并不孕或者经其他辅助治疗受孕无效者。

4. 男性因素　少精、弱精或精子畸形率较高，男性精液量少、质量差时，可人工挑选优质精子。

5. 先天性疾病　一些先天性子宫颈疾病或者子宫颈损伤。

6. 生殖功能储备　女性因疾病治疗或其他原因有可能损害卵巢功能时，可进行冷冻储存。

7. 免疫性不孕　免疫性不孕及其他原因不明的不孕。

"试管婴儿"也存在一些问题：①高龄绝对不是"试管婴儿"的适应证。②"试管婴儿"可以百分之百解决卵子和精子不能相遇的问题，却不能解决卵子、精子原有的质量问题。③"试管婴儿"的成功率并没有那么高，并不是只要有金钱做保障就可以成功。受精卵质量不佳自然会增加试管失败的概率。试管婴儿成功率的关键是女性的年龄，随着年龄的增长，女性卵巢内卵泡数量减少，卵母细胞质量也会下降，而质量的下降明显影响胚胎等级。高龄患者"试管婴儿"成功率较低。我们现在更提倡自然受孕，夫妻双方最好同查同治。

综上所述，"试管婴儿"不是万能的，不能过度依赖它，适龄生育、健康自然受孕才是正确的方法。

四代"试管婴儿"技术

环境、年龄等因素使自然受孕率明显下降，有研究表明，孕妈的年龄与孕有基因缺陷的胎儿呈正相关。对于年龄太大、患有疾病或者有遗传隐患而想要一个聪明健康的宝宝的孕妈来说，第四代试管婴儿则可能更好地解决这一问题。

试管婴儿也被称为体外受精（是把卵子和精子都拿到体外，让它们在人工控制的环境中完成受精过程），然后把胚胎移植到女性子宫中孕育成宝宝。目前试管婴儿已经发展至第四代，每一代没有优劣之分，适用于不同的人群，患者应根据自己的实际情况来选择。

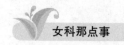

第一代试管婴儿：把精子和卵细胞取出来后，共同放在含有胚胎培养液的培养皿中，体外自主完成受精，发育形成胚胎后再移植到妈妈的子宫内。

适应人群：主要针对丈夫精液正常、女性不孕的人群，如女方因子宫内膜异位症、排卵障碍、输卵管阻塞、盆腔粘连引起的卵细胞运送障碍，免疫性不孕或其他不明原因引起的不孕，在人工授精或者其他常规治疗的情况下，仍未能怀孕的人群。

第二代试管婴儿：显微镜下取单个精子注射到卵细胞浆内，卵细胞受精、发育成胚胎后移植到母体子宫内。

适应人群：主要针对男方严重少、弱精或者无精子症，需要睾丸活检才能取到精子、男性免疫性不育或者第一代试管婴儿受精失败的情况。

第三代试管婴儿：从女性体内取出多个卵子，分别与丈夫的精子在体外结合发育成胚胎，一定阶段后，用分子遗传的手段对其进行检测，存在缺陷基因的淘汰，正常的胚胎移植到母亲子宫内，确保出生正常的孩子。

适应人群：适用于有遗传性疾病、染色体异常的夫妇，在胚胎着床前进行遗传学诊断。

第四代试管婴儿：是将一名女性的卵细胞核移植到另一名女性的卵细胞内，组成新的卵细胞，再在体外进行受精，发育成胚胎后，移植到这名女性的子宫内。由于涉及"一父二母"的问题，虽然这项技术可以大大延长女性的生育年龄，但是因法律和伦理问题，尚存在争议。

适应人群：年龄太大或身体不好，但是想生一个既属于自己又体格健康的孩子的女性。

虽然第四代试管婴儿技术在医学、伦理、安全等方面存在争议且未在临床上广泛应用，但能确定的是试管婴儿技术从横向角度又获得新的突破。

人工流产——当代常见妇科病、不孕不育的罪魁祸首！

随着现代社会的发展，生活方式的变化，中青年女性的人工流产率有上升的趋势。医疗科学的进步，无痛人流和药物流产方法的出现使人工流产手术成为了一项安全性高、痛苦小而又简便的事情，使得女性朋友对人工流产的态度发生了改变，认为人流是一个小事，对其危害性认识不足。实际上尽管目前该手术已经在技术和安全性上比以前有了很大的改进，但是人工流产

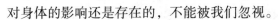

对身体的影响还是存在的，不能被我们忽视。

人工流产术，包括 2 种方式：负压吸引术和钳刮术。

所谓负压吸引术，就是用一根中空的吸管进到宫腔，通过负压原理将子宫内的胚胎组织吸出来，称为负压吸引。为了使手术中没有痛感，加上静脉全身麻醉，即是无痛人流手术了。

负压吸宫术对于女性的伤害在于，这种手术在操作时，很可能由于吸管转动过速、过频，负压过大而造成对子宫的伤害。包括出现的人工流产综合征，都与扩张宫颈过度以及负压过大有关，如果手术时破坏到子宫内膜基底层，还会造成女性的月经过少或闭经。

钳刮术则是通过机械或药物方法使宫颈松软，然后用卵圆钳钳夹取出胎儿及胎盘。由于该手术术后并发症非常多，对子宫的伤害非常大，很多医院已经不采用了。

相对于手术流产来说，药物流产对女性的伤害比较小，并发症的发生率较低。但是，药流的成功率较低，阴道出血时间较长，且无法用药物控制；若药流不完全，还得手术刮宫。因此，女性千万不能有侥幸心理。

人工流产术对女性身体的影响主要表现在以下几个方面。

1. 子宫穿孔　妊娠子宫受激素水平的影响变得柔软，或者以前有瘢痕子宫，子宫位置前倾或有畸形等情况，实施人工流产术时有导致子宫穿孔的危险，一旦出现子宫穿孔则应立即采取补救措施，若发现大量内出血或疑脏器损伤者，应该立即行剖腹探查修补缺口。

2. 人工流产综合征　又称心脑综合征，一部分患者由于精神紧张，在手术时不能耐受宫颈管扩张、牵拉和过高的负压，在术中或术后出现血压下降、心动过缓、面色苍白、出汗、头晕、胸闷，甚至发生晕厥和抽搐。

3. 出血　无论是采用手术流产还是药物流产都存在术中或术后子宫出血的可能性，主要与子宫收缩不良、妊娠物排出不全有关。

4. 吸宫不全　是人工流产术后最常见的并发症。主要是由于一部分妊娠物未被刮出或完全流出，影响子宫收缩和复旧。如果术后出血超过 10 天，出血量多或反复出血者应考虑吸宫不全，此时应做彩超检查以明确诊断，必要时再次刮宫。

5. 感染　只要是手术就会有感染的可能，人工流产同样存在感染的风险，多因吸宫不全，手术器械、纱布等消毒不严或操作者无菌观念差造成。一开始表现为急性子宫内膜炎，如治疗不及时可扩散至子宫肌层、附件、腹膜，

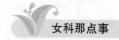

严重者发展为败血症。其临床表现可见到体温过高、下腹疼痛、白带混浊或不规则阴道出血。

6. 栓塞　栓塞是一种较为严重的并发症，可分为空气栓塞和羊水栓塞。是因为在手术的过程中有空气或羊水进入血管，导致栓子形成或肺栓塞。该并发症少见，但是病情凶险，需要及时诊断和抢救，否则有生命危险。

7. 宫颈撕裂　该并发症多见于宫颈较紧、术者操作过猛、大月份流产者。如若发生此情况需行宫颈缝合术。

8. 远期并发症　即使没有发生以上并发症，人工流产术的远期并发症同样不能被我们所忽视。其远期并发症多有子宫粘连、慢性盆腔炎、月经紊乱、子宫内膜异位症、女性不孕免疫学指标异常、继发不孕等，可能对今后的妊娠及分娩能力造成影响。

总之，人工流产并不像大多数人想象的那样安全简单，它隐藏着众多的风险和危害。流产次数越多，并发症和后遗症越多。对人工流产的危害和风险无论应用者还是操作者都不应忽视。我们时刻都不要忘记人工流产只能作为避孕失败后妊娠的补救措施，不到万不得已不可轻易采用。

九、认识胎停育及流产

什么是"胎停育"

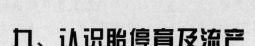

临床上，很多自然流产或复发性流产的患者都会接触到一个医学名词"胎停育"，那么究竟什么叫胎停育？胎停育又有什么原因呢？胎停育需要做哪些检查呢？下次怀孕还会不会再发生胎停育？

胎停育是指胚胎发育到一个阶段发生死亡而停止继续发育的现象。包括生化妊娠、空囊、有胎芽无胎心、有胎心后停止发育。是自然流产和复发性流产（RSA）的罪魁祸首。

1. 流产概述

（1）自然流产：妊娠过程失败、胚胎死亡和胚胎及附属物排出，胚胎及附属物<1000g，孕周<28周。80%以上的自然流产发生在妊娠12周前，临床上将其称为早期流产。

（2）复发性流产：我国大多数专家学者认为，RSA是与同一性伴侣连续发生2次或2次以上在妊娠20周前的胎儿丢失。

临床上自然流产的发生率为15%~25%，发生2次或2次以上流产的患者约占生育期妇女的5%，而3次或3次以上者约占1%。

2. 胎停育原因　胎停育的病因十分复杂，染色体因素、解剖因素、免疫因素、内分泌因素、感染因素、母体全身性疾病、血栓前状态等都可能有影响，有时候是多种因素共同作用的结果。但不同病因导致的自然流产通常发生在妊娠的不同时期。

此外引起胎停育的不良因素还包括以下几种。①不良环境因素：有害化学物质的过多接触，放射线的过量暴露；②不良心理因素：精神紧张、情绪消极抑郁及恐惧、悲伤等，各种不良的心理刺激都可以影响；③神经内分泌系统功能紊乱，使得机体内环境改变，从而影响胚胎的正常发育；④过重的

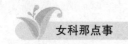

体力劳动、吸烟、酗酒、饮用过量咖啡、滥用药物及吸毒等不良嗜好，以及孕期性生活。

3. 胎停育和流产的处理　首先对胚胎或胎儿染色体进行检查。胚胎或胎儿染色体异常是早期自然流产最常见的病因，占 50%～60%，其中染色体三倍体异常占全部染色体异常的 10%～20%。可见对流产组织进行染色体检测是十分必要的。

此外孕期进行绒毛穿刺、中早期唐筛、无创 DNA、羊水穿刺、脐血穿刺、胎儿组织细胞检查也是排除胚胎或胎儿发育异常的方法。

其次，夫妻双方同查，明确原因，针对性治疗。

（1）共查项目：夫妻双方染色体核型分析。父母染色体异常引起胚胎停止发育的占 2%～5%，最常见的是染色体异位或者倒位。如果已知父母有遗传因素，出现妊娠空囊的概率可能会更高。

血型：排除血型不合，包括 ABO 血型不合和 Rh 血型不合。

（2）胎停育女方检查项目

1）解剖因素：三维超声、宫腔镜、腹腔镜。

明确子宫发育有无异常、有无子宫肌瘤或子宫腺肌病、是否存在盆腔病变等。对怀疑存在子宫解剖结构异常者需通过宫腔镜、腹腔镜或三维超声等进一步检查以明确诊断。

2）感染因素：TORCH、白带、支原体、衣原体、真菌、滴虫、乙肝病毒、艾滋病、梅毒等。

3）内分泌因素：生殖内分泌、甲状腺功能、血糖等。

诊断高泌乳素血症、排卵障碍、甲亢、甲减、高雄激素血症、胰岛素抵抗、糖尿病、黄体功能不足、多囊卵巢综合征等。

4）免疫因素：不孕抗体、封闭抗体、甲状腺抗体（TGAb、TPOAb）等。

对所有早期 RSA 患者及曾有 1 次或以上不明原因的妊娠 10 周以后胎儿丢失者均行抗磷脂抗体的筛查，不明原因 RSA 应考虑与同种免疫紊乱有关。

5）血栓前状态：血脂、血凝、血小板凝聚率、D-二聚体、自身抗体（抗核抗体、抗 DNA 抗体、抗 β 糖蛋白 1 抗体、狼疮抗凝物质、同型半胱氨酸）、易栓三项（蛋白 C、蛋白 S、抗凝血酶）等。

妊娠期高凝状态使胎盘部位血流状态改变，易形成局部微血栓甚至引起胎盘梗死，使胎盘组织的血液供应下降，胚胎或胎儿缺血缺氧，最终导致胚胎或胎儿的发育不良而流产。

6）其他可能影响因素：微量元素、叶酸利用度等。

（3）胎停育的男方检查项目

1）精液原因：

精液分析：精液中白细胞增加（$>1\times10^{6}/ml$）、少精子症（$<20\times10^{6}/ml$）、多精子症（$>250\times10^{6}/ml$）、畸形精子症（畸形精子率$>85\%$）以及精子细胞核及染色质浓缩都可以导致胎停育和复发性流产。

精子 DNA 碎片率（DFI）：精子核 DNA 断裂或片段化对妊娠具有不良的影响。精子 DNA 碎片率$>30\%$时容易出现胎停育和复发性流产。

抗精子膜抗体（MAR）：男方由于生殖道感染、损伤、手术等原因导致自身产生抗精子抗体，不只是会影响到精子的生成、精子的运动、精子穿过宫颈黏液和透明带，还会影响受精卵着床和胚胎发育而导致流产。

2）感染因素：支原体、衣原体、TORCH、乙肝病毒、艾滋病、梅毒等。

怀孕了，该不该保胎？

我们首先来了解一下"先兆流产"和"胎停育"的病因：从祖国医学来看，二者属于"胎漏、胎动不安"、"堕胎"的范畴，其发病主要病机为冲任损伤、胎元不固。

一为母病。若母体素体气血虚弱；或父母先天禀赋不足，肾虚冲任损伤；或素体血热，孕后过食辛热感受热邪，血热妄行，胎动亦不安；或素有癥瘕瘀血结聚于子宫，导致气血不和，胎元失养。

一为子病。另一方面胎儿自身禀赋薄弱，胎气、胎儿、胎盘任一方面有了问题，父母之精气虽能结合，但不能成实，亦会发为堕胎。

从西医来看，病因主要分为 5 大因素。

（1）胚胎因素，这也是我们最不可控也较难纠正的因素。如胚胎染色体的异常，包括染色体数目或结构的异常；以及孕卵发育缺陷，在发育过程中，由于胚子缺陷，包括受化学、物理或生物因素的影响，如某些药物、农药、重金属等直接或间接损伤胎儿。

（2）母体因素。如果母体患有全身性疾病，如急性传染病、高热或病毒感染或严重的贫血、高血压、严重的营养不良等均可导致流产；再者很多高龄女性，尤其不孕患者怀孕后都要面临的问题就是患者本身内分泌功能的异常，如黄体功能不全、高泌乳素血症、甲状腺功能异常等也是引起流产的一

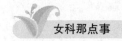

大因素；此外，生殖器异常，如子宫纵隔、单角子宫或宫腔粘连、子宫肌瘤等也可导致流产。

（3）免疫因素，如免疫应答能力低下，封闭抗体不足，使胚胎受到排斥而流产；另一方面，若自身或同种免疫反应亢进，如抗磷脂抗体阳性、抗精子抗体阳性等，也可引起流产。

（4）创伤与精神刺激，妊娠期子宫创伤、粗暴性交、腹部外伤，或过度紧张、焦虑、恐惧的精神以及心理创伤也可能引起流产。

（5）其他因素，主要包括孕妇不良饮食生活习惯，过度酗酒、过量吸烟、吸毒，长期使用镇静剂、免疫抑制剂等药物也可导致流产和胎停育。

从病因角度来看，我们就可以认识到，有些风险我们是可以规避的，是可以通过预防和治疗来达到一个好的妊娠结局，这也就是我们保胎的意义所在。我国传统医学对"保胎"早有记载，在三国两晋南北朝时期，徐之才所著《逐月养胎方》就记录了孕妇在妊娠期各月饮食起居所需要注意的问题；朱丹溪对妊娠安胎亦提出过"产前当清热养血"，"产前安胎，黄芩、白术为妙药也"。

当然，对于异位妊娠、难免流产、稽留流产绝不可盲目保胎。

笔者认为：对于曾经出现过先兆流产和胎停育的患者，再次怀孕后所谓的顺其自然、听天由命的做法都是不可取的，积极保胎才是正确的选择。怀孕初期，胚胎容易受到各种因素的影响，而不能正常在宫腔内生长发育，对于曾经有过先兆流产及不良孕产史的患者，如果再次怀孕后可以积极保胎，及时进行人为干预，那么就可大大降低先兆流产及不良孕产的发生率。尤其对于曾经出现过先兆流产的患者，再怀孕后更要保胎，以免形成复发性流产。

这里所讲的保胎，并不是单纯指孕妇要卧床休息及服用保胎药。首先要做到的是尽最大可能排除外界影响因素，避免环境污染、物理、化学的刺激。第二，父母做好备孕，包括怀孕前调理饮食，规律起居，锻炼身体；完善优生优育检查；对于子宫形态异常有必要行宫腔镜手术者，先改善宫腔环境；对于免疫调节异常者，尽早进行干预。第三，怀孕后孕妇应加强营养、注意休息、畅情志、慎起居，尤其避免过度紧张、焦虑的情绪刺激，所谓"恐伤肾"，孕妇在受到惊吓的情况下也可能发生流产。第四，中西医结合，重视现代医学的检查，在早期雌孕激素缺乏的状态下，绝不可怀有"孕期不能用西药，对胎儿不好"的想法，应谨遵医嘱，适量补充激素的不足；此外，完善超声等孕期检查，也是排除胎儿发育异常、胎儿畸形的必要举措。

对于保胎药物的选择，笔者认为应发挥中医中药安全、价廉而疗效显著的优势。

脾肾为安胎之本，气血为养胎之源，故安胎应以补肾、健脾、益气养血为主。因肾为先天之根，脾为后天之本，肾气盛，则胎有所系；脾气旺，则胎有所载；精气充则胎有所养；其胎自安。如《医宗金鉴》所云："气血充实胎自安，冲任虚弱胎陨之。"故常用川断、杜仲、菟丝子等补肾安胎；太子参、白术健脾益气安胎；黄芩清热安胎；苏梗、砂仁理气和胃安胎；山萸肉滋补肝肾，养血安胎；阿胶养血止血，亦为养阴安胎要药；二花清热解毒安胎。如此先后天并治，则肾气充盛，气血调和，胎元得养，对于脾肾两虚型胎漏、胎动不安常奏佳效。

另外，复发性流产的患者，必须治疗至超过危险期（既往流产最大月份）2周以上才可。

每一个孩子都是上天赐给父母最珍贵的礼物，每一个生命都充满着新的希望，都有着生存的权利，所以当新生命到来的时候，一定要好好保护，别让他溜走。

仪器也检查不出来的胎停育六大因素

胎停育的检查方法，包括染色体检查、内分泌检查、子宫解剖学异常的检查、感染因素的检查以及免疫因素的检查。但临床上还有30%～40%的原因是我们通过现有的检查手段、检测仪器检查不出来的，患者这个时候就会很是疑惑："为什么我的各项检查都正常，却屡次发生胎停育呢?"以下，我们就再次针对仪器也检测不出的胎停育六大病因给大家加以介绍。

中医认为，肾主生殖，通过冲任的通盛、相资，督带的调约，加之天癸的调节，在胞宫的主司下由子宫表现出经、带、胎、产的生理变化，而这其中任何一个环节的障碍都会引起女性生殖轴功能的失调，发于妊娠期就会导致不能系胎、固胎、孕胎。导致胎停育常见的病因可以归纳为肾虚、脾虚、气血虚、肝郁、血热、血瘀。

1. 肾虚　父母先天禀赋不足，或孕后不节房事，损伤肾气，导致冲任虚衰，系胎无力；或肾中真阳受损，命门火衰，冲任失于温养，导致宫寒胎元不固；或大病久病后累及于肾，肾精匮乏，冲任精血不足，导致胎失濡养，结胎不实。以上症状可先后或同时出现，均可导致胎停。

2. 脾虚　脾为后天之本，若脾虚失于运化，就会影响食物的消化和水谷精微的吸收。本身孕妇在孕早期就会因早孕反应而纳差，若为素体脾胃虚弱者，就更无法惠及胎儿；若孕妇嗜食肥甘厚味，使得脾气被湿所困，也会影响脾胃功能；也有嗜食生冷者，寒湿困脾，致使脾气虚衰，甚者导致肾阳虚而引起胞宫虚寒，屡孕屡堕。

3. 气血虚　母体平素脾胃虚弱，气血不足；或饮食失宜、孕后过度忧思，劳倦伤脾，脾胃虚弱而致气血化源匮乏，冲任不足，不能载胎养胎。孕妇可出现头晕、神疲乏力、心悸气短等症。各位准妈妈应避免在大病或久病后怀孕，避免疾病耗气伤血，导致素体亏虚；在孕期应加强营养，均衡饮食，万万不可为了保持身材过度节食。

4. 肝郁　肝主藏血，肝气的疏泄对女子的生殖功能尤为重要，亦有"女子以肝为先天"之说。只有心情舒畅、肝气调达才能保证女性健康。如果孕妇心情抑郁，情志不疏，就会导致气滞血瘀，不能养胎。一些肝火旺盛、脾气暴躁的女性，一定要学会调节自己的情绪，不要为胎停埋下隐患。

5. 血热　古书有云，"凡胎热者，血易动，血动者，胎不安"。对于素体阳盛血热之人，或孕后感受热邪、或肝郁化火、或阴虚内热者，可使热邪聚焦于体内，甚者热扰冲任、胞宫，致使胎元不固，屡孕屡堕。

6. 血瘀　血瘀一方面是由于肝郁气滞，气机郁滞不通则无法推动血行；另一方面由于母体胞宫素有癥瘕痼疾，瘀滞于内，损伤冲任，使气血失和，胎元失养而不固。这就体现出为什么少腹逐瘀汤为"调经种子第一方"，所谓"子宫内先有瘀血而占其地……今又怀胎至两个月前后，将此方服三五付，或七八付，将子宫内瘀血化净……断不致再小产"。

以上六个方面都是无法通过仪器检测出的胎停育原因，但是通过大夫的询问，都可从孕妇的生活饮食习惯中找出缘由。所以如果患者的各项检查都正常却屡次发生胎停育，不妨从以上六点找找原因。

危及胚胎发育的十大男方因素

由于污染、辐射、体质、饮食、压力、感染等诸多因素的影响，胎停育、复发性流产比例居高不下，我们在查找和治疗时经常将问题归结于女方。其实，作为生育主体的另一半男方，也有危及胚胎发育的十大因素。

1. 染色体异常　染色体的异常可能是胎停育和复发性流产最常见的因素，

包括父母双方染色体异常及胚胎染色体异常，但大部分医生和患者对胚胎或胎儿染色体检查重视不够，大多的检查是针对父母的，加强停育的胚胎染色体检查，有助于我们找到更多的未知原因。

胚胎染色体检查：对确认胎停育的胚胎，一定要进行染色体检查。对孕龄不足 6~8 周（末次月经到确认胚胎停育）的早期妊娠组织检查发现，染色体异常率大约为 60%。异常的发生可能是父母染色体原因，也可能是胚胎自身发育中出现的问题。

父母染色体检查：父母染色体异常引起胚胎停止发育发病原因中占 4.85%~10.8%，最常见的是染色体异位或者倒位。如果已知父母有遗传因素，出现妊娠空囊的概率可能会更高。

2. 精液质量差　白细胞精子症（$>1×10^6/ml$）、少精子症（$<20×10^6/ml$）、多精子症（$>250×10^6/ml$）、畸形精子症（畸形精子率 >85%）以及精子细胞核及染色质浓缩都可以导致胎停育和复发性流产。

3. 精子 DNA 碎片率增加　大量的研究证明，精子核 DNA 断裂或片段化对妊娠具有不良的影响。

DNA 损伤已经成为具有正常形态精子获得成功妊娠的主要障碍。精子 DNA 碎片率 >30% 时容易出现胎停育和复发性流产。精子 DNA 碎片率增加还会让试管婴儿后的胚胎丢失率明显升高。

4. 抗精子膜抗体阳性　男方由于生殖道感染、损伤、手术等原因导致自身产生抗精子抗体，不只是会影响到精子的生成、精子的运动、精子穿过宫颈黏液和透明带，还会影响受精卵着床和胚胎发育而导致流产。

5. 血型不合　包括 ABO 血型不合和 Rh 血型不合。

O 型血的孕妇，只要配偶的血型为 A 型、B 型或 AB 型，胎儿的血型就有 50%~100% 的可能不是 O 型，这些与母体不同血型的胚胎，部分不能"入乡随俗"，红细胞 A 或 B 或 AB 抗原可导致母体产生相应的抗体，抗体进入胎儿血循环，使胎儿停育。

同样道理，父母一方为 Rh 阳性，一方为 Rh 阴性，也会出现血型不合。

6. 嗜血栓性突变　原因不明的复发性流产与基因的多态性相关，配偶双方任何一方携带嗜血栓性突变基因都与复发性流产有密切联系，并且流产 5 次以上者较 2~3 次的有更高的相关性（分别为 37% 和 26%）。

研究者指出，丈夫携带超过一个嗜血栓突变的流产率比妻子携带超过一个嗜血栓突变流产率要高。

7. 感染因素　支原体、衣原体、淋病奈瑟菌、梅毒螺旋体、TORCH综合征（单纯疱疹病毒、风疹病毒、巨细胞病毒、弓形虫）、乙肝病毒等感染，不光是会对男性生殖道、精子质量造成影响而影响生育，还会感染女方，影响胚胎发育，导致胚胎染色体畸变而导致胎停育。

8. 烟酒影响　烟酒对胚胎发育的影响早已经证实。尽管不少学者认为女性烟酒嗜好对胚胎影响更大；但我们不能忽视的是，男性烟酒嗜好者群体更大，时间更长，对精子质量也会有更大影响。

9. 环境影响　空气污染、辐射、高温、装修、油漆、农药、甲醛、邻苯二甲酸酯、重金属、二氧化硫、宠物等容易造成精子质量下降、畸形率增加而影响生育。

10. 药物影响　临床上不少药物，如抗肿瘤、抗高血压、抗雄激素、抗抑郁、抗焦虑、治疗失眠等药物会对精液质量造成影响，在备孕期间一定要在专业医生指导下用药。

避免以上因素，尽可能提高精子质量，减少胎停育和复发性流产的发生，才有可能生一个健康、聪明、漂亮的宝宝。

反复流产（胎停育）和精子DNA碎片率（DFI）有关吗？

胎停育属于流产的一种，又称为稽留流产，它是指胚胎发育到一个阶段发生死亡而停止继续发育的现象。包括生化妊娠、空囊、有胎芽无胎心，有胎心后停止发育。

胎停育的病因十分复杂，包括女方解剖因素、免疫因素、内分泌因素等；男方精液分析异常（如畸形精子症、弱精子症等）、抗精子膜抗体阳性、DFI增高等；男女双方的感染因素、ABO血型不合等。

下面就简单介绍一下男方DFI增高导致流产的原因。

DFI主要检查的是精子里面遗传物质的缺陷，打个形象的比喻：精子就像一个鸡蛋，外壳是完整的，但是里面的蛋黄坏了，这个鸡蛋也是不健康的。虽然这不会影响精子与卵子结合受精的过程乃至胚胎的形成，但胚胎质量会有严重缺陷，进而会导致流产。

那么，如果出现了DFI增高，一般是什么原因呢？

导致精子DFI增高的原因有很多，例如，不良的生活习惯，吸烟、饮酒、熬夜；高温环境作业；精索静脉曲张；泌尿生殖系统感染，如前列腺炎、精囊炎、附睾炎等。这些都能造成精子在生成和成熟过程中发生缺陷，导致精子的"蛋黄"（遗传物质）发生破裂（完整性遭到破坏），精子内在质量受到严重破坏。

所以对于女方有反复流产史的患者，建议男方一定戒烟、戒酒、不能熬夜、避免桑拿和频繁泡热水澡，适当加强运动，在医生的指导下，积极治疗各种男科疾病如前列腺炎、精囊炎等，必要时辅助应用药物，进行精子质量的调理，尽量避免女方的再次妊娠失败。

先兆流产的主要表现有哪些？

女性停经后经检查证实怀孕，后来阴道出现少量暗红色出血或血性白带，无妊娠物排出。阴道出血可持续数小时，甚至数日，并出现轻微下腹疼痛或腰骶部胀痛症状。妇科检查见宫颈口闭合，子宫大小与停经天数相吻合，这种情况称之为先兆流产。孕妇出现以上表现需要重视，因为先兆流产仅仅提示有流产的可能，如及时治疗，配合适当的休息，放松心情，症状消失后可以继续妊娠，如不注意养护，症状加重则有发展为流产的可能。

出现先兆流产时应该注意哪些事项？

先兆流产是发生难免流产的信号，出现先兆流产的症状后应该积极应对，尽量避免发展为难免流产。那么若出现先兆流产后应该注意些什么呢？

首先要做到卧床休息，减少不必要的活动，进食高营养、易消化食物，多食新鲜水果，适量饮水，以补充足够的营养；其次应注意心理调护，孕早期尤其是有不良孕产史的女性朋友会因为先兆流产症状的出现而感到焦虑、紧张，甚至有恐惧的心理状态，加之家人的过度关心和重视，更加重了孕妇的紧张情绪，这样只会加重病情，不利于疾病的转复。所以出现先兆流产症状后大家都不要过度紧张，尤其是家人首先要注意情绪的稳定，不慌不乱，从容自如，这样才能缓解患者紧张的心情，同时注意心理疏导，尽量避免紧张气氛，消除患者顾虑。除此之外还应该禁止性生活，注意保暖，预防感冒。如若腹部疼痛加剧、阴道出血增多，应及时到医院就诊。总之出现先兆流产不可怕，应该做到注重休息，放松心情，及时就诊，最大限度地避免流产的

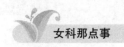

发生。

如何治疗先兆流产?

明确先兆流产诊断后应根据患者具体情况给予不同的治疗方法。对该病的治疗分为一般治疗和药物治疗两种。一般治疗适用于病发早期症状较轻者，卧床休息，严禁性生活，有足够的营养支持，减少不必要的阴道检查。对于症状较重者可给予少量黄体酮，每日或隔日肌内注射，以增强黄体功能；亦可肌内注射绒毛膜促性腺激素，隔日1次；口服维生素E；对于精神过度紧张者可给予少量对胎儿无害的镇静药物。中医中药对治疗先兆流产有独到的认识和治疗方法，可根据患者不同的证型选用不同的方药治疗，中药效果独特、毒副作用小的优点已得到大家的共同认可。治疗后如阴道出血停止、腹痛消失、B超证实胚胎存活，可以继续妊娠；若临床症状加重，经B超证实胚胎发育不良，监测血β-HCG未持续上升甚至下降，表示流产已不可避免，可以选择终止妊娠。

什么是自然流产?

妊娠不足28周、胎儿体重不足1000g而终止妊娠者，在未使用人工方法的前提下，胎儿就从母体排出，称为自然流产。

自然流产根据发生的时间不同，又可以分为早期自然流产（孕12周前终止妊娠者）和晚期自然流产（孕12周不足28周终止妊娠者）。数据显示，人类自然流产率占全部妊娠的10%~15%。这其中80%以上为早期流产。早期流产的原因绝大多数是胚胎染色体异常促使母体产生排斥反应。这类流产是无法治疗的，也不应该治疗。另外，妊娠期间吸烟与酗酒的母亲，也容易发生流产。其他比较罕见的流产原因有感染、糖尿病、激素值异常、子宫肌瘤和子宫先天性异常等，这些通过妇产科医生检查都能获得诊断。

流产的症状是阴道流血、排出血块和胚胎组织，同时伴有下腹部绞痛。胚胎组织若不能完全彻底排出会造成阴道分泌物淋沥不尽、腹痛，并有导致子宫大出血的可能，这种情况称为不完全流产，这时需要手术清理子宫腔，才能完全止住流血、排出残余的胎盘组织和葡萄胎等异常情况。发生早期流产后子宫会很快恢复。但建议孕妇休息2个月经周期，再准备下次怀孕。一

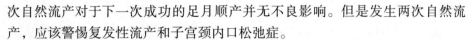

次自然流产对于下一次成功的足月顺产并无不良影响。但是发生两次自然流产，应该警惕复发性流产和子宫颈内口松弛症。

发生自然流产是一件令准妈妈沮丧和痛苦的事情，但我们决不能因此而懊恼，从某种意义上讲，自然流产是人类不断优化自身的一种方式，也是对人类生命的自然选择。优胜劣汰是大自然的法则，有缺陷的胎儿通过早期流产而降低畸形儿的发生率，对于人类优生繁衍有正面意义。因此，不用为自然流产而惋惜，亦不应在未明原因前盲目保胎，以免发生出生缺陷儿的悲剧。

自然流产的常见原因有哪些？

近年来自然流产的发病率有逐年上升的趋势，造成流产的因素很多，目前尚不能明确找到其原因，一般认为常见的原因有以下几种。

1. 遗传因素　染色体核型异常所导致的流产，资料显示由染色体异常造成的流产占所有流产因素的 50%~60%。

2. 免疫因素　免疫应答过强或免疫排斥能导致母体产生抗体，从而干扰胎儿正常生长。常见的有封闭抗体阴性、夫妇血型不合等。

3. 微生物感染　母体在怀孕期间感染特殊微生物会造成胎儿畸形或流产的发生，常见的微生物感染有弓形虫、巨细胞病毒、风疹病毒、疱疹病毒、支原体、衣原体等。

4. 内分泌因素　母体黄体功能失调、孕激素水平低下或甲状腺功能低下等内分泌失调是导致流产发生的原因。

5. 环境因素　孕期母体受到苯、烃类化合物、铅、砷、汞、镉等重金属物质或高温、噪声等物理因素的影响。

6. 生殖器异常　畸形子宫，如子宫发育不良、单角子宫、双子宫、子宫纵隔、宫腔粘连和子宫肌瘤均可影响胚囊着床而导致流产。

7. 精神紧张和外部刺激　情绪过度波动、焦虑、恐惧等精神创伤以及孕早期过度劳累、外部冲撞、性生活过频亦是导致流产的原因。

如何预防自然流产？

注意细节做好预防，对于有过自然流产史的妇女来说，孕期保健显得尤其重要，这将直接影响到孕妇的身心健康和胎儿的正常发育，具体应做好以

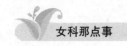

下几点。

1. 生活有规律　起居以平和为上，如早晨多吸新鲜空气，适当地活动，每日保证睡眠 8 小时，有条件尽量午睡。但要注意既不要太逸（如过于贪睡），亦不可太劳（如提挈重物或攀高履险等）。逸则气滞，导致难产；劳则气衰，导致伤胎流产。养成每日定时大便的习惯，保证大便通畅，但应避免用泻药。流产后要休息 4 周，以促进身体健康。发生流产后半年以内要避孕，这样可以减少再次妊娠时发生流产的可能。电脑工作者，每周净工作时间不应多于 20 小时。避免接触有毒物质和放射性物质。

2. 注重个人卫生　勤洗澡，勤换衣。但不宜盆浴、游泳。平时注重阴部清洁，防止病菌感染。衣着应宽大，腰带不宜束紧，平时应穿平底鞋。

3. 选择合适的饮食　多食好消化易吸收的食物。尤其选食富含各种维生素及微量元素的食品，如各种新鲜蔬菜、水果、豆类、牛奶、蛋类、红肉类、坚果果仁、动物肝脏等食品。胃肠虚寒者，慎服性味寒凉食品，如绿豆、白木耳、莲子等；体质阴虚火旺者慎服雄鸡、牛肉、狗肉、鲤鱼等容易上火之品。

4. 保持心情愉快　有研究报道自然流产是因为孕妇脑皮层下中枢兴奋亢进所致。试验证实神经系统的功能状态对流产起着决定性的作用，因此妊娠期精神要愉快，避免各种刺激，采用多种方法消除紧张、烦闷、抑郁、惧怕心理，以调和情志。

5. 慎戒房事　性生活时体力消耗较大，性兴奋时子宫颈口张开，都有导致流产的可能。所以对有自然流产史的孕妇来说，妊娠 3 个月以内、7 个月以后应避免房事，复发性流产者此期应严禁房事。

6. 定期做产前检查　妊娠中期就应开始定期进行产前检查，以利医生及时发现和处理异常情况，并可指导孕期保健。

7. 遗传学检查　夫妻双方应同时接受染色体检查。做血型鉴定，包括 ABO 和 Rh 系统血型鉴定。男方检查精液分析，因为有缺陷的精子即使能和卵子结合，也往往会发生流产；女方检测排卵和黄体功能，黄体功能不好是流产的原因之一。

8. 女方子宫结构检查　通过 B 超检查子宫，以发现并排除子宫异常、子宫狭小或畸形子宫；通过该项检查还可发现子宫肌瘤等会影响胎儿发育空间而致流产的妇科疾病。

9. 女方的整体健康状况检查　除了以上专科检查还要对女方身体状况做

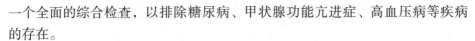

一个全面的综合检查，以排除糖尿病、甲状腺功能亢进症、高血压病等疾病的存在。

值得注意的是，平素月经紊乱的女性在孕前应调整月经周期，尽量使其恢复到正常状况，以利胚胎着床。凡是以前有过自然流产史或复发性流产的妇女，怀孕前应先到妇产科咨询一下相关知识，检查排除妇科疾病的存在。若受孕后出现流产先兆，如阴道出血、下腹疼痛等，应及时就医治疗。

什么是复发性流产？如何预防复发性流产？

连续发生自然流产2次或2次以上者称为复发性流产。复发性流产给孕妇及其家庭都带来巨大的痛苦。预防复发性流产应注意以下事项。

1. 注意自身保养　有流产经历的女性再次受孕后应该注意休息，禁止体力劳动，尤其是肩负、提举重物。平时动作轻柔，避免外部物体碰撞、挤压。合理安排作息时间，保证充足的睡眠。

2. 保持良好的心理状态　舒畅的心情、轻松舒适的家庭环境对于避免流产有重要意义，特别是已经出现先兆流产症状的孕妇更应该做到这一点。

3. 防寒保暖，注意防病　孕妇体质较弱，加之思想紧张，容易受到外部致病因素的侵袭而导致疾病的产生。所以孕妇应该尽量根据季节、天气情况及时增减衣物，避免过寒过热，不到人多拥挤的公共场所和传染病流行地区，减少被感染的概率。保持室内通风透气，不到有化学品、放射线、农药、噪声的环境中去，禁止吸烟和被动吸烟，不饮酒，不接触小动物。

4. 做好孕前检查　对于有流产史的女性，准备再次怀孕之前应该做一次与流产发生原因有关的全面检查，建议配偶同时检查，以尽可能地找到原因，积极治疗。常见检查项目有：双方染色体、支原体、衣原体、弓形虫、风疹病毒、单纯疱疹病毒、麻疹病毒、梅毒螺旋体、血型、抗精子抗体，女方内分泌检查、抗血磷脂抗体、封闭抗体检查，女方生殖器检查（排除畸形子宫），男方精液分析检查。

5. 禁止性生活　孕早期应该绝对禁止性生活。

6. 对母体全身性疾病的防治　胎儿在母体中生长发育，其营养来自母亲，母体身体健康的程度直接影响胎儿质量。若母体患有某些疾病，如心力衰竭、重度贫血、慢性肾炎、高血压、严重糖尿病血糖未能控制者、甲状腺功能低下以及严重营养不良等缺血缺氧性疾病和内分泌性疾病均可导致流产。所以

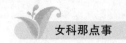

准妈妈如果患有以上疾病建议治疗，经医生综合评估身体条件能够受孕后再怀孕。

总之，复发性流产是一个多种因素共同参与的病理过程，其原因目前尚不能完全了解，但是如果能做到以上注意事项，相信会对预防该病有一些帮助。

《 复发性流产的原因有哪些? 》

近年来随着生活节奏的加快、生活方式的改变以及工业化的加速，复发性流产的发生率有逐年上升的趋势。人们把复发性流产的原因归结为母体身体素质差，不能固护胎儿。这是该病的原因之一，但除了这个原因还存在其他原因也不能忽视。复发性流产的原因很多，如胚胎染色体异常、免疫因素异常、甲状腺功能异常、子宫畸形或发育不良、宫腔粘连、宫颈内口松弛、母体患有严重缺血缺氧性疾病、母体严重营养不良、微生物感染、过度劳累及剧烈活动、腹部受到外部冲撞、孕期心情紧张及严重精神创伤、重金属、放射线、烟酒、性生活等均可导致复发性流产的发生。所以有流产史的女性朋友在再次怀孕之前应该了解这些与流产有关的原因，尽量避免这些高危因素，防止流产的再次发生。

十、孕期保健

有这些表现，恭喜你！可能是怀孕了！

怀孕是每一个身体健康的女性正常的生理功能。但是我们常常在临床中见到一些年轻女孩因为肚子痛去看急诊，结果医生检查后发现她们已经怀孕几个月了。我们在担心女孩身体的同时也在惊叹她们的无知。

那么怎么知道自己怀孕了呢？怀孕后都有哪些症状呢？

1. 月经延迟　对于在生育年龄、有性生活的身体健康女性，假若平时月经周期规律，一旦月经延迟 10 天以上而未至，应该高度警惕怀孕。停经是妊娠最早出现并是最重要的症状。但是此现象应该与内分泌紊乱、服用避孕药导致的闭经相鉴别。

2. 早孕反应　怀孕的另一个表现是早孕反应，有 50% 以上怀孕妇女在停经 6 周前后会出现乏力、嗜睡、头晕、食欲缺乏、喜食酸、厌油腻食物、恶心、呕吐等神经系统和消化道症状。其原因主要是与体内激素水平改变、胃肠功能紊乱、胃酸分泌减少等有关。但是早孕反应的程度和持续时间有个体差异，有的人明显，有的人不明显。

此外，尿频也是早孕的表现之一，是由于妊娠早期子宫增大压迫膀胱及盆腔充血刺激所致。但此现象应排除尿道及膀胱炎症。

3. 生殖器官的变化　怀孕后身体上的一些变化也会给我们一些提示，首先是生殖器官的变化，妊娠后阴道黏膜和宫颈充血水肿，柔软而呈紫蓝色，子宫增大饱满呈球形，随着妊娠时间的延长，子宫增大越发明显，一般在怀孕 3 个月时可在下腹（耻骨联合处）触及。

4. 第二性征的改变　主要是乳房的变化，怀孕后由于泌乳素、生长激素、胰岛素、肾上腺激素等共同作用，在复杂的神经内分泌功能调节下会出现乳房增大，同时伴有乳房肿胀疼痛、乳头乳晕颜色加深并在乳头周围出现小

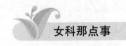

结节。

以上是怀孕早期的一些身体上的变化和症状，如果在生育年龄段的女性朋友出现了以上现象，那么恭喜你，你可能怀孕了！就需要尽快到医院检查证实，以避免出现一些不该发生的事情。

诊断怀孕的检查有哪些？

假如出现了早孕信号，诊断是否怀孕需要做以下检查。

1. 妊娠试验　即检查尿或血中的 HCG 含量，该方法较为敏感。一般在受精 7 天后即可在血清中检测到 HCG。现在有一种早孕试纸即是使用该方法检查尿中的 HCG 含量，以色标的出现多少提示是否怀孕，该方法简单快捷，在家中即可检测，现在被不少女性作为诊断是否怀孕的首选检查方法，但是需要注意的是该方法虽然简便，但只能作为早孕的自我筛查。因为在一定环境下该方法可能出现假阴性，即漏检现象。所以一旦怀疑怀孕一定要到医院找专科医生检查诊断，医生会根据临床表现、体征并结合检查结果综合分析以得出正确诊断。

2. 超声检查　该方法分 B 超检查和超声多普勒检查。B 超检查是检查并确定怀孕和判断胎龄的最准确、最快速的方法，最早可在怀孕后 5 周明确诊断是否受孕。该方法可以见到圆形或椭圆形的妊娠囊并可见到胚芽及原始心管搏动。超声多普勒检查是检查怀孕的另一种超声手段，可以通过此检查听到有节律的高调胎心并在怀孕 7 周时检测到脐带杂音以明确诊断。

3. 宫颈黏液检查　该方法通过使用少量宫颈黏液涂片，在显微镜下发现仅见排列成行的椭圆体，无羊齿植物状结晶来判断早期妊娠。

4. 基础体温测定　具有双向型体温的妇女，停经后高温相持续 18 天不见下降者，则提示早孕的可能性大；如果高温持续 21 天以上不下降则提示早孕的可能性更大。

5. 黄体酮试验　利用孕激素在体内突然撤退能引起子宫出血的原理，对考虑早孕的女性，每日肌内注射黄体酮 20mg，连续使用 3~5 天，如停药后 7 天仍未出现阴道出血，则早孕的可能性大；若停药后 3~7 天内出现阴道出血则基本可以排除早孕的可能。

使用以上检查手段可以在早期发现是否怀孕，对怀疑已经怀孕的妇女需要在医生的指导下选择使用以上检查方法以明确诊断。

一种可以预测排卵期的体温——基础体温

基础体温是指清晨醒后（睡眠 6~8 小时）未做任何活动前机体处于静息状态下所测得的人体体温。具有正常卵巢功能的育龄妇女基础体温随体内激素水平的变化而呈特征性周期性波动变化。在月经后及卵泡期基础体温比较低（一般在 36.6℃ 以下），排卵后体温上升 0.3~0.5℃，一直持续到经前 1~2 天或月经第 1 天，体温又降到原来水平。排卵后的体温上升是由于卵巢排卵后黄体形成，产生的孕酮作用于下丘脑体温调节中枢，有致热作用而使体温升高。将每天测量的基础体温连接成线，如果连线呈双相，则提示有排卵；若无排卵，则基础体温连线无上升改变，而呈单相曲线。

基础体温是一种简单易行的方法，能够反映卵巢的周期性活动，一般测量 2~3 个周期，即可推断排卵规律，预测排卵时间。基础体温测定的主要临床意义有以下几点。

（1）判断有无排卵。

（2）预测排卵日期。一般以月经中期体温最低日或体温升高的前一日为排卵日。

（3）指导受孕及避孕。以体温最高日前后各两天为最易受孕日，此前为相对安全期，而此后为绝对安全期。

（4）诊断早孕，高温相持续达 20 天以上者可诊断为早孕。

（5）诊断黄体功能不全。黄体功能不全是不孕的因素之一，假如高温期短于 10 天，高温与低温之差小于 0.3℃，应考虑为黄体功能不全。

需要注意的是基础体温不能确定排卵的确切时间，而只能给定一个可能的排卵时间范围，以用于指导受孕或避孕。双相曲线并不都会有排卵，如卵泡未破裂黄素化综合征患者的基础体温呈双相，但无排卵。也有研究表明在测定监测排卵的周期中，基础体温呈单相，但有排卵。所以判断有无排卵，最好用排卵试纸、B 超监测等综合指标。

母婴血型不合和新生儿溶血症

母婴血型不合是一种严重的围产期疾病，会导致新生儿溶血症及其并发症等疾病的发生。常见的母婴血型不合主要有 ABO 血型和 Rh 血型两种。

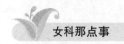

ABO 血型不合见于母亲血型为 O 型，父亲血型为 A、B 或 AB 型的情况。因为胎儿的血型继承于父母，如果胎儿的血型与母亲相同则胎儿无事，若胎儿血型与父亲相同，母体就有可能产生对抗胎儿的抗体，当抗体经过脐带进入胎儿体内就会造成胎儿红细胞被破坏，进而产生溶血发生 ABO 溶血症。

但并不是所有 O 型血的准妈妈都会发生此现象，是否出现溶血取决于母体内抗体的水平高低。ABO 溶血一般发生于第一胎并随着妊娠次数的增加病情逐渐加重。

还有一种情况是 Rh 血型不合，假设父亲的血型是 Rh 阳性，母亲的血型为 Rh 阴性，则胎儿的血型为 Rh 阳性就有发生 Rh 血型不合的可能。因为带有 Rh 阳性抗原的红细胞会由胎盘进入母体产生相应的抗体，此抗体又经胎盘进入胎儿体内并作用于红细胞进而产生溶血。多次妊娠的女性容易发生此类溶血，病情严重者常常会导致胎儿宫内死亡或新生儿黄疸，造成胎儿神经系统损伤和智力障碍。

所以因母婴血型不合造成的新生儿溶血症的原因主要由于母亲血型为 O 型，胎儿血型为 A 或 B 型的缘故。故孕前血型检查对避免此病有着重要意义，需要同时检查夫妇双方的血型，不仅要检查 ABO 血型还要检查 Rh 血型，以避免新生儿溶血的可能。

发生母婴血型不合时应该怎么处理?

母婴血型不合时，胎儿从父方遗传下来的红细胞血型抗原是母方体内所缺乏的，一旦少量抗原进入母体后就会刺激母体免疫系统产生相应的抗体，该抗体在母体内长久存在，当再次受孕时在相应的抗原刺激下，机体同样会产生同样大量的抗体，从而发生新生儿溶血症。所以以前有过不良孕产史，如胎停育、流产等，或发生过新生儿溶血症的孕妇需要特别注意，当其再次怀孕时有可能因母婴血型不合而产生更为严重的新生儿溶血症。该类孕妇需要在孕前和孕期做好检查，一旦怀疑有母婴血型不合的可能，就要立即采取相应的预防和治疗措施。孕前需要测定夫妇双方的血型及 Rh 因子，如果女方血型为 O 型，男方血型为 A、B 或 AB 型，则胎儿有可能发生 ABO 血型不合;如果男女双方一方 Rh 血型为阴性，另一方 Rh 血型为阳性则有可能发生 Rh 血型不合。如果检查抗体效价增高，可采取以下治疗措施。

1. 中药治疗 可根据患者具体情况选用活血化瘀、清热利湿之法治疗。

2. 维生素疗法 此方法为提高胎儿抵抗力，在妊娠24、30、33周时各进行为期10天的综合治疗，每日静脉注射25%的葡萄糖40ml，加用维生素C 1000mg，同时口服维生素E 30mg，每日3次。亦可间断吸氧，每次20分钟，每日3次。

3. 新生儿溶血症的处理 新生儿溶血症的胎儿在分娩前需要做好新生儿的抢救准备工作，力争自然分娩，尽量避免剖宫产和使用麻醉药及镇静药，以免增加新生儿窒息的可能。在胎儿娩出后要及时断脐，以尽量减少母体抗体进入婴儿体内的机会，并保留脐带血以供进行血型检查。对新生儿溶血症的处理要注意密切观察小儿黄疸、贫血的程度及进展变化；积极采用血浆、白蛋白、激素、中药等药物进行综合治疗，以加速胆红素的排泄和正常代谢；必要时进行光照疗法。

异位妊娠的临床表现有哪些？怎样预防异位妊娠？

怀孕后胚胎未在子宫腔内种植而寄存于宫角或子宫外的某处称为异位妊娠，也称宫外孕。输卵管是宫外孕最多发的部位，少数也可见于卵巢、宫颈等处。偶尔还在腹腔内脏器官如大网膜上继续生长，则形成腹腔妊娠。宫外孕常见一些严重的并发症，如输卵管内植入的孕卵若自管壁分离而流入腹腔则可出现输卵管妊娠流产；孕卵绒毛穿破管壁而破裂则会形成输卵管妊娠破裂。以上两种情况皆可引起腹腔内出血，后果较为严重，常由于大量的内出血而导致休克，甚至危及生命。

那么宫外孕有什么外在表现呢？总的来说宫外孕典型症状可归纳为停经、腹痛下坠、阴道出血三种。如果出现下腹痛且持续或反复发作，可伴有恶心、呕吐、头晕、面色苍白、肛门下坠等不适，有不规则阴道出血，出血量一般少于平常的月经量。一旦有阴道出血即说明有内出血可能，需要高度警惕，及时到医院检查治疗，以减少或防止腹腔出血，避免因出血过多而发生严重后果。万不可忽视拖延，耽误治疗时机。

引起宫外孕的常见原因是输卵管炎症及粘连，如慢性输卵管炎、子宫内膜异位症等，还有生殖道感染、输卵管狭窄或功能不全等。宫外孕是一种相当危险的疾病，要对其保持高度警惕性，提醒孕妇要注意以下情况。

（1）当出现腹痛伴有下坠的感觉时，一定要警惕是否为宫外孕。

（2）当出现停经、月经明显少于以往和阴道不规则出血、腹痛等征象时，要及时就医。因为有时宫外孕的症状不是很明显，需要医生来判断。

（3）宫外孕容易和一些腹痛的症状混淆，应注意区分。宫外孕的疼痛症状是下腹剧痛，可偏于一侧，伴有失血征象。而肠套叠症状是阵发性剧烈疼痛，大便带血；阑尾炎的疼痛是从上腹开始，逐渐转移到右下腹，可伴有发热；胆石症的症状是右上腹疼痛。怀疑是宫外孕时，应早期诊断、早期发现、早期治疗，否则可能有生命危险。

防止宫外孕需要从孕前做起，尽早到医院检查排除慢性输卵管炎、子宫内膜异位症、生殖道感染、输卵管狭窄或功能不全等容易导致宫外孕的原因，如有以上疾病最好治疗痊愈后再考虑生育。坚决禁止频繁人工流产术。一旦怀疑妊娠就要尽早到医院检查确定，适时检查彩超以确定是否为宫内妊娠。宫外孕需要根据具体情况选择不同的治疗措施，应密切关注病情的进展和变化，以防止出现大出血等严重并发症。

孕期生病有风险，用药需谨慎

在当今注重优生优育的时代，每一对准父母都希望生一个健康聪明的小宝宝，怀孕期间时时注意，处处留心，人多的地方不去，不洁的食物不吃，更不要提药物了。不少孕妇在孕期视药如虎，身体有点不舒服时就扛着等它自己好，那么，这样的做法对不对呢？

妊娠期是一个特殊的生理时期，在此期间，孕妇体内的雌激素、孕激素水平大幅度提高，胃肠蠕动减弱，药物在消化道内停留的时间随之延长。某些药物在分解时，葡萄糖醛酸结合能力受到抑制，从而导致药物在体内的蓄积增加。同时肾脏对药物排出速度会因妊娠中某些并发症的影响而减慢。这些发生在妊娠期的药代动力学和药效学的变化导致了这一时期药物使用的特殊性。与此同时，药物也能够通过胎盘进入胎儿体内，会对胎儿造成不良影响。所以，孕期用药是需要我们认真而谨慎考虑的事情。

药物对胎儿的影响可以通过对母体内分泌及代谢两方面的影响来实现，也可以通过胎盘屏障而对胎儿直接造成伤害。其最严重的影响是药物的毒性干扰胚胎的分化和发育，导致胎儿畸形和脏器功能损伤。尤其在妊娠早期，即受精第15天至妊娠3个月这一时间段对胎儿的影响最明显，此期又被称为"致畸期"。为什么在这一段时间内药物对胎儿的影响最严重呢？这是因为这一时期是胎儿心脏、大脑、眼睛、四肢、性腺、生殖器官等重要脏器分化发育的关键时期。由于各种器官、躯干、四肢、生殖器官在这短短的时间内迅速分化，很容易受到包括药物毒性在内的各种致畸因素的影响，这些正在分化的重要器官一旦受到不良影响，就会发生组织分化异常导致胎儿畸形。这段时间内，药物使用越早、药物毒性越大，胎儿发生畸形的可能性就越大，导致的畸形程度也就越严重。过了这段致畸期，也就是妊娠 3 个月后到分娩这段时间中，胎儿的器官分化已基本完成，药物的致畸可能逐渐下降，相对前期可慎重用药，但是也不能忽视药物对胎儿的影响仍然存在，而且要考虑到药物对母体的影响。

知道了孕期用药的风险和危害，也许有的朋友会问：既然怀孕期间使用药物的副作用这么大，那孕期一旦有病是不是就不能用药物治疗了？对这个问题的回答是否定的。孕期使用药物有风险，但是也要根据具体情况具体分析，本着"能不用就不用，能少用就少用"的原则，充分权衡利弊，谨慎使用，尽量把药物的使用率降下来，尽量使用对孕妇、胎儿没有影响或是影响小的药物。

临床为规范怀孕期间用药安全，根据药物对母体和胎儿的影响程度对孕期使用的药物进行了危险性分级。这种分级分为 A、B、C、D、X 级。A 级药物是经过临床研究对照，无法证实药物在妊娠早期和妊娠晚期对胎儿有危害作用，该类药物对胎儿的影响最小，是没有致畸性的药物。B 级药物是经过动物实验研究未见对胚胎有危害；但无人类临床对照实验，没有充分的有害证据，可以在医生的指导下观察用药。C 级药物是经过动物实验表明对胚胎有不利影响，没有临床对照实验，只能在权衡药物对孕妇的益处、对胎儿潜在的利益和危害的情况下谨慎使用。D 级药物是有足够的证据证明该药对胎儿有危害性，只有当孕妇有生命危险或患有严重疾病，其他药物无效必须使用的情况下方能考虑使用的药物。X 级药物是各种实验均证实会导致胎儿异常，该药物除了对胎儿造成危害以外没有任何有益作用，该类药物是孕前和妊娠期间禁止使用的药物。

孕期用药是一项专业性极强的工作，需要药物使用者有丰富的临床经验和精深的药理知识，在没有充分把握的情况下千万不能冒险使用药物，否则将会给孕妇和胎儿带来严重的伤害。

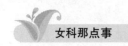

孕期能用化妆品吗？

爱美之心人皆有之，尤其是处于孕期的女性，更倾向使用化妆品用以弥补身材的改变。那么孕期使用化妆品安全吗？化妆品会对胎儿造成影响吗？

化妆品多为化学合成品，这些原料的来源多来自煤焦油及苯、烃类化合物，而该类化合物正是孕期需要避免的有害物质，长期接触它们容易造成胎儿染色体发生畸变和突变，并影响胎儿脏器的正常发育，造成畸形胎儿的出现。

染发剂中含有色素、香精、重金属等多种化学物质，色素和香精有致畸作用，重金属能干扰胎儿神经系统及骨骼的正常发育，对胎儿的损伤是严重的。所以孕期应禁止使用染发剂。

口红是每一个女性最常用的化妆品之一，其主要成分是油脂、蜡质、颜料和香料。油脂和蜡质会吸附飘浮于空气中的各种对人体有害的重金属及细菌等，这些有害物质通过皮肤、黏膜及消化道被母体吸收，随血液循环进入胎儿体内，对胎儿的正常发育产生影响。

香水在孕期也应该尽量较少使用，尤其是那些香味浓郁的香水，因为无论是什么化妆品其中都或多或少有一些化学组成的人工芳香剂，这些具有挥发性的化学合成物容易使人体的呼吸道、皮肤和神经系统发生过敏反应，造成咳嗽、哮喘、皮肤瘙痒、荨麻疹、斑丘疹等，影响母体自身和体内胎儿的健康。

所以，准妈妈最好少用或不用化妆品，若实在必须使用也要选择购买正规厂家生产的气味清淡的品种，不可追求浓妆艳抹，尽量避免化妆品中所含有的铅、砷、汞、铬等重金属及其他有毒物质通过孕妇的黏膜和皮肤吸收，并经胎盘进入胎儿体内导致对胎儿的伤害，致使畸形婴儿的风险增加。

孕期的负面情绪也会影响胎儿的发育吗？

孕妇与胎儿之间没有直接的神经联系，但是当孕妇心情发生变化时，体内腺体就会分泌出多种化学物质，这些化学物质进入血液循环系统并通过脐带进入胎儿的体内，对处于正在进行形体和神经发育阶段的胎儿造成一定的刺激，所以，孕妇情绪波动、精神紧张时体内胎儿也会产生相应反应，二者可称为"同体同心"。

如果孕妇心情愉悦、宁静放松、心绪平和，体内就会分泌出有益的化学物质；如果孕妇情绪急躁，长期处于焦虑不安、抑郁惊恐的情绪状态中，则体内便会分泌出有害物质。有益物质让孕妇的身体处于最佳状态，孕妇身体功能的完善有益于胎盘的血液循环供应，促使胎儿稳定地生长发育，使得胎儿的活动缓和而有规律，保障器官组织进行良好分化、形成及发育，尤其是对脑组织发育有益，并且不易发生流产、早产及妊娠并发症，而且宝宝出生后性情平和，不经常哭闹，并能很快形成良好的生物节律，智商、情商较高。如果孕妇在早孕 7~10 周内情绪极度不安，就会引起胎儿兔唇、腭裂、心脏有缺陷等畸形；在妊娠后期，可使胎动过速（可达正常胎动的 10 倍）、子宫出血或胎盘早期剥离，继而引发早产、胎儿死亡等问题。

所以，从得知自己怀孕的第一天起，孕妇就应树立"宁静养胎"的优生观，避免惊恐、焦虑、抑郁、愤怒、忧伤等不良情绪，避免大喜大悲等剧烈情绪波动。孕妇应该时刻提醒自己，自身的一举一动都同胎儿有着千丝万缕的联系，保持轻松而愉悦的精神状态对胎儿的健康发育有重要作用。

孕期能做 X 线检查吗？

X 线片、CT 等影像学检查已经成为临床医学不可缺少的一部分。很多准父母们担心，这些检查的"辐射"会伤害胎儿，例如引起畸胎或以后得白血病。如果出于种种原因，一旦接受了 X 线检查，也常常被周围的朋友甚至是医生也会告知她们孕期受到了照射会造成胎儿畸形，应该趁早终止妊娠。

真相究竟是什么呢？X 线对胎儿有影响吗？

无论谁在有 X 射线的地方待长了都会受到伤害，胎儿当然也会。胎儿所受影响与以下几个方面有关。

与照射剂量相关：研究证实，受孕后 6~8 周的孕妇只要接受 42~60 伦琴（拉德，rad）的 X 线辐射，就会使胚胎基因的结构发生变化，或者使染色体发生断裂，从而造成胎儿畸形甚至胎儿死亡。一般认为在孕期的前 4 个月胎儿吸收 X 射线剂量在 10 伦琴以上（相当于 10 次胸透剂量），容易造成畸形。

国际放射防护委员会认为：整个怀孕期间接受 X 线剂量超过 10 伦琴，必须终止妊娠。也有学者提出胎儿被损害的最低量为 2 伦琴。X 线如果直接照

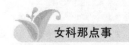

射子宫，辐射量超过 6 伦琴，将会提高胎儿先天性白内障的发病率。

美国放射学会明确说明：单次诊断性的 X 线检查受照射剂量根本达不到能造成胚胎或者胎儿伤害的剂量。当然治疗性的放射线剂量会远远超过诊断性放射，我们另当别论。

与接受照射时怀孕时间长短相关：如果孕妇在怀孕初期过量接受 X 线照射，有可能会导致胎儿畸形、胚胎残废、脑部发育不良以及儿童期的癌症发病率的大大提升，但是如果是在接近预产期受到少量的 X 线照射，一般对胎儿不会有太大的影响。据调查显示，在怀孕六周时如果受到 X 射线照射，胎儿畸形的发生率最高，还有一些医生认为孩子出生前受到过 X 线照射后患白血病的概率也会增高。

与照射部位有关：常规齿科 X 线检查、头部 X 线检查、四肢 X 线检查，以及胸部 X 线检查，包括乳腺钼靶检查，或者头胸部 CT 是不会对胎儿造成损伤的。

不少女性在无意中怀孕，以为是"月经不规律"而没有察觉，其间又恰好做了 X 射线类的影像学检查，例如在单位体检中做了透视或者胸片，发现怀孕后就很担心是否会影响胎儿，是否有必要终止妊娠。

美国妇产科学院给出的关于孕期 X 线检查的具体指南是：

（1）孕妇单次 X 线检查是无害的。

（2）低于 5rad 的 X 线照射不会造成胎儿损伤，也不会造成畸胎。

（3）孕期如果需要诊断性 X 线照射，对于高剂量射线的担心不应该成为阻止或者放弃检查的原因。但如有可能，可以考虑其他替代性检查，如超声波或者磁共振，代替 X 线检查。

（4）孕期超声波或者磁共振是安全的。

（5）如需要多次 X 线照射，应该咨询放射线专家，计算胎儿可能受到的总照射剂量，以便指导诊断。

（6）孕期的放射性碘同位素的使用是禁忌，不可使用。

（7）放射性造影剂如可能应尽量避免。只有在确保使用的益处远大于可能对胎儿的损伤时，才可以考虑使用。

X 射线对胚胎或胎儿的影响有以下几个方面。

1. 流产　妊娠 33 天内（从孕妇末次月经开始时计算）是外界危险因素影响胚胎或胎儿的"全或无"反应期，在这段时间内，胚胎接受过量的 X 射线可发生流产，但这类极早期流产可能没有明显的表现，又称"生化妊娠"，女性可能只是感觉月经推迟了几天，细心的女性如果验尿就会发现 HCG 阳性；如果没有流产，胎儿发生其他问题的风险就不会明显增加，即通常没有问题。

2. 致畸 妊娠 33 天以后到 3 个月末是致畸的敏感期，其间胎儿大量器官集中发育，但也有部分器官的致畸敏感期会持续到孕晚期。日本的研究发现，在广岛和长崎原子弹爆炸后受到辐射的孕妇容易生下小头畸形、智力发育障碍或者其他系统发育迟缓的婴儿。妊娠 4~22 周之间的胎儿最容易受到电离辐射影响而发生畸形。理论上讲，孕妇接受 5~15rad 的放射剂量就可能产生胎儿畸形。常见 X 射线检查的放射剂量为：X 线胸片单次为 0.00007rad，要照 71429 次才能超过 5rad 的最低标准；X 线胸透的放射剂量约为胸片的 5~10 倍，以最多的 10 倍计算也要照 7000 多次才超标；牙科 X 线检查单次为 0.0001rad，要照 5 万次才超标；钡灌肠 X 线检查单次为 3.986rad，照两次就超标；腹部 CT 单次为 2.6rad，照两次就超标。

3. 致癌 X 射线可增加胎儿出生后罹患恶性肿瘤（如儿童白血病）的风险。据英国牛津大学的研究，与未接触辐射者相比，在怀孕早期、中期、晚期暴露在辐射中罹患恶性肿瘤的风险为 3.19 倍、1.29 倍、1.30 倍。注意，这是"相对风险"，而恶性肿瘤的发生率通常很低，例如十万分之一，3 倍的相对风险也只是发病率升高到十万分之三，实际上还是很低的。

对于 X 射线的风险，孕妇很希望医生能回答"能不能照"或者"照射后孩子能不能要"。事实上，医生只能评估风险，一般不可能回答会不会有事，因为风险都是理论上的计算，而对于个体而言，只存在是与否两种可能。医生永远无法承诺胎儿绝对不会有问题，选择最终还是由患方做。患者应该注意以下几点。

（1）即使孕妇没有吃药、接受放射线等危险因素，也存在"背景风险"。例如，普通人群发生自然流产、胎儿畸形、胎儿发育异常、儿童罹患恶性肿瘤等的总体危险达到 286‰，而其中多数是极早期的自然流产，常表现为"月经推迟"或"月经不规律"，多见于高龄的女性。如果孕妇接受了放射线等危险因素，那么胎儿出现异常的总体风险等于放射线产生的额外风险加上"背景风险"的总和。因此，需要对这个问题进行客观分析，不能将胎儿出现问题的原因笼统地归罪于接受了放射线。

（2）X 射线没有普通人想象中的那么可怕。有研究显示，接触了 0.5rad 的照射量后，发生不良影响的概率仅在原有的风险基础上增加 0.17‰，即大

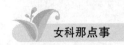

约每 6000 个接受该剂量 X 射线辐射的胎儿才有 1 个会因此出现不良的结局。

（3）要不要终止妊娠的问题。如果胎儿接受的辐射剂量严重超标，医生可能建议终止妊娠，但这种情况非常罕见。美国妇产科协会的相关指南称，孕期 X 射线暴露不是治疗性流产的指征。换言之，医生不会因为孕妇曾经做过 X 线检查而建议流产或者引产。

怀孕后可以行房事吗？

房事，是指夫妻的性生活。妇女妊娠后，夫妻关系往往不能像平时那么容易和睦，性生活处理不当是其原因之一。这主要是因为怀孕的妻子不但克制自己，而且也强迫丈夫抑制正常的性欲，使其精神压抑、心情焦躁，夫妻间感情也很难沟通。正确的做法和态度是：这时孕妇既不能有意识地压抑自己和丈夫的性欲，又不能不考虑由此给胎儿带来的影响，必须运用科学知识来摆正这种微妙的关系。

《产孕集》说："怀孕之后，首忌交合。盖阴气动而外泄，则分其养孕之力，而扰其固孕之机。且火动于内，营血不安，神魂不密，形体劳乏，筋脉震惊，动而漏下，半产、难产，生子多疾"。即是说，怀孕之后，妇女首先应节制房事，特别是怀孕前 3 个月和后 2 个月，更应禁绝房事，以防流产、早产或感染。

在妊娠的前 3 个月间，胎盘还没有完全形成，处于不稳定状态，具有维护胎儿在子宫内正常发育功能的孕激素分泌还不充分，因而，此时是最容易流产的时期。后 2 个月，尤其是临产前 1 个月，是关键时期。此时孕妇腹大身重，行动不便，子宫下降，子宫口逐渐张开，阴道和子宫黏膜变得湿润柔软，极易充血和受伤。而且胎儿即将入盆，阴道变短，房事会刺激宫颈而引起宫缩，加之在房事中有可能将细菌带入孕妇体内，严重者会造成感染。因此，在怀孕的前、后两期，应禁绝房事。

除怀孕初期和怀孕末期应禁止性交外，其余时间若出现下列情况时，也应避免性生活。

（1）以前曾有过流产史的孕妇应在怀孕期间避免性交。

（2）有早产习惯或出现早期破水情况时，应避免性交。

（3）已确诊为多胎妊娠的孕妇，应尽量避免性交。

（4）丈夫患有性病，应禁止性交。

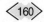

（5）孕妇有出血或腹痛症状，医生认为有危险的时候，应避免性交。

（6）孕妇患有妊娠中毒症时，应避免性交。

在妊娠中期，胎盘已形成，相对不容易流产；同时，孕妇的身体和精神状况也有所稳定。但是，妊娠中期的性生活次数和动作仍不能像非妊娠期那样"肆无忌惮"。如果性交次数频繁，用力过猛，甚至压迫孕妇腹部，都可能导致胎膜早破，诱发流产。另外，除了注意适当节制外，还应注意一些生理卫生常识。同房前，夫妻双方要清洗外阴；丈夫不应过分刺激妻子乳房；绝对禁止将手插入阴道，以免指甲刺伤阴道内部，引起细菌感染。

妊娠期是非常时期，性交体位也应有所限制。也就是说，在妊娠期性交时，要始终把握两个尺度：一是不要给孕妇的肚子增添负担，二是不要给子宫以直接的强烈刺激。从这两个原则出发，骑乘位和屈曲位在整个妊娠期间不宜采用，传统的男上女下位在妊娠中晚期亦不宜采用。因为性交时，骑乘位是女性骑坐在仰卧的男性身上，虽然有不压迫女性肚子的好处，但阴茎插入太深，会直接接触和刺激宫颈。屈曲位是女性仰卧并将双腿高高抬起，不但阴茎插入太深，刺激性强烈，而且压迫女性肚子。传统的男上女下位如果女性将双腿并拢伸直，虽然阴茎插入浅，刺激不强烈，但男性全身重量会对孕妇肚子造成巨大压迫。

性交的体位最好采取前侧位，前坐位和侧卧位也较适宜，但仍须注意动作不可过大，阴茎不能插得太深。

葡萄胎的临床表现有哪些？怎样预防呢？

葡萄胎是一种由胎盘绒毛形成的大小不等的水泡样胎块，相互间有细蒂相连成串，因形如葡萄而得名。葡萄胎的发生与营养状况、社会经济及年龄有关。其临床表现有闭经，不规则阴道出血且量多少不定、时断时续，中间还可反复大量出血，血中含有水泡状物；子宫明显增大，比正常妊娠月份大；有腹痛，出现严重恶心、呕吐，可伴有血压增高、蛋白尿等症状。到妊娠4~5个月时，听不到胎心，也无胎动。通过 B 超检查，子宫内不见胎儿，宫腔内充满小囊状回声，绒毛膜促性腺素值明显增高。

葡萄胎实际上为良性的孕卵病变，但是需要注意的是该病约有 15% 的恶性病变可能，故一旦明确诊断后应立即行刮宫术以终止妊娠。而且建议在第一次手术后 7 天左右进行第二次刮宫术。术后要定时监测绒毛膜促性腺激素

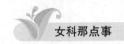

水平，做到每周检查尿妊娠试验 1 次或检测血清中 HCG 含量 1 次，直至结果转阴后以上检查改为每月 1 次，半年后改为每 3 个月检查 1 次，1 年后每 6 个月检查 1 次，并随访 2 年。要求患者至少避孕 2 年，建议使用适宜的避孕方法如使用避孕套或阴道隔膜。

一般认为比较容易产生葡萄胎的因素有两个，即孕妇年龄与其妊娠史。在年龄方面孕妇年龄过小或过大与该病的发生有一定关系，资料表明 20 岁以下以及 40 岁以上女性怀孕发生葡萄胎的概率是 21～35 岁发病率的 5～9 倍。而 40 岁以上的妈妈比 20 岁以下的妈妈，危险性更高。父亲的年龄则没有影响。在妊娠史方面，有 2 次以上连续自然流产的女性比未曾有流产史的女性危险性高出 32 倍，也就是有连续自然流产史的女性比较容易产生葡萄胎。所以对该病的预防也应从这两方面着手，女性尽量安排在 21～35 岁这个年龄段受孕，避免早孕和高龄妊娠；平时做好身体保健，减少人工流产次数，尽可能防止自然流产；做好孕前和孕期检查，争取做到对本病的早发现和早治疗。相信如果做到以上注意事项，能在最大限度上防止本病的发生。

叶酸该怎么吃？

备孕期的准妈们一定很熟悉"叶酸片"这个药物，但是，叶酸的作用及口服方法您知道吗？市场上的叶酸种类那么多，是不是价格越昂贵，效果就越好呢？

叶酸是 B 族维生素的一种，也叫维生素 B_9。1941 年首次从菠菜中提取纯化而来，所以被命名为叶酸。它由蝶啶、对氨基苯甲酸和 L-谷氨酸组成，也叫蝶酰单谷氨酸。人体不能合成叶酸，必须依靠外源性供给。虽然富含叶酸的食物很多，但由于叶酸遇光遇热后容易失去活性，所以人体真正能从食物中获得的叶酸并不多。正常情况下，不挑食、不偏食，每天摄入足量的新鲜蔬菜、水果和肉类就可以满足我们日常生活对叶酸的需要。但是，因为特殊的生理状态，孕妇对叶酸的需求量比正常人高 4 倍，由于很多女性体内叶酸的储备不足以供应孕早期的叶酸需求。因此，备孕的女性需要提前吃叶酸来提高身体内叶酸的储备。

补充叶酸也是预防胎儿神经管缺陷发生的重要手段，我国是神经管缺陷的高发国，全国平均发生率约为千分之一。神经管缺陷是新生儿常见的严重

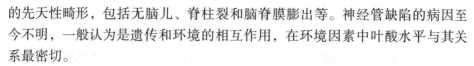

的先天性畸形，包括无脑儿、脊柱裂和脑脊膜膨出等。神经管缺陷的病因至今不明，一般认为是遗传和环境的相互作用，在环境因素中叶酸水平与其关系最密切。

既然叶酸对于孕期宝妈们这么重要，那么是不是价格越昂贵，效果越好呢？由于市场上叶酸及含叶酸的药物琳琅满目，所以很多宝妈们不知道如何选择叶酸。叶酸不一定是越贵越好，其实很多价格较贵的保健产品叶酸含量根本不足 0.4mg，预防作用有限。总的来说，目前最常见的叶酸有 4 种剂量：0.4mg、0.8mg、1.0mg 和 5mg。除了 5mg 的叶酸是用来治疗叶酸缺乏导致的巨幼红细胞性贫血外，其余 3 种均可用于孕妇及备孕的女性。

大量的临床研究证明，女性如果在怀孕初期就开始补充叶酸，可降低胎儿出现唇裂的概率。准妈妈在备孕期间就服用 0.4mg 叶酸可以使胎儿神经管畸形率下降 85%。多年来，我国政府通过免费发放叶酸来提高孕妇人群中叶酸服用率，从而防止和减少出生缺陷的发生，达到优生优育。

一般来说，我们建议叶酸从怀孕前 3 个月开始服用，其目的是为使妇女体内的叶酸维持在一定的水平，以保证胚胎早期有一个较好的叶酸营养状态。但需要注意的是，孕妇在孕期切忌服用大剂量的叶酸片（5mg），因为长期大剂量服用叶酸片会干扰孕妇的锌代谢，锌一旦摄入不足，将对孕妇和胎儿会产生不良的影响。

既然补充叶酸对于胎儿这么重要，那么准爸爸要不要吃叶酸？目前没有确切的证据和试验研究证明，准爸爸如果不吃叶酸会引起宝宝畸形。但是，有研究表明，叶酸不足会降低精液的浓度，还可能造成精子中染色体分离异常，会给未来的宝宝带来患病的可能性。因此，我们建议"备孕中"的爸爸也要口服叶酸。

准妈们是否对这小小一粒神奇的叶酸了然于心？补充叶酸的最佳时期是备孕期前 3 个月，可以每天补充叶酸 0.4~0.8mg。并再次提醒大家，最好到医院检测一下自己的红细胞叶酸水平后合理选择叶酸产品。

孕期应远离哪些环境？

怀孕了，当你对自己的身体做任何决定时，必须要考虑另一个人的存在了。你的习惯影响胎宝宝的程度，将远大于对你自己的影响。以下几种环境是孕期尽量要避免的。

1. 烟熏环境　吸烟或被迫吸烟都会影响胎儿发育，因此孕期要远离吸烟环境。怀孕后大部分的准爸妈为了即将出生的健康宝宝，都会很自觉地戒烟，但是也不能忽略二手烟的危害哦！在公共场所进餐时，一定要选择无烟区，少去没有无烟区分隔的场所。此外，孕期尽量不要去烧烤店，尤其是露天烧烤摊。

2. 散发清洁剂或杀虫剂气味的房间　孕期建议停用各种化学清洁剂，尤其是有强烈刺激性气味的。可以使用日常生活中的苏打粉、食醋等绿色环保的清洁剂代替；孕期也不要使用杀虫剂，如果必须要使用，可以请家人帮忙，等味道散开后再回到室内；同样，烫头发的化学制剂、美甲的洗甲水和指甲油的味道，对孕妈妈和胎儿都不好，也应该慎用或不用，尤其是染发剂和烫发剂。

3. 高温环境及人流量大的公共场所　包含发热、桑拿、热水盆浴等致使的体温上升。温度越高、持续越久，致畸性越强。

孕早期的你必须要注意冷暖，远离高温作业环境，不要洗桑拿和热水盆浴，并防止接触发热患者，少去空气不洁、人员拥堵的公共场所等，尽量防止患发热性疾病。一旦发热应马上去医院及早进行降温医治。

4. 有毒、有害的物质污染的环境　如放射线、农药、铅、汞、镉等。若在工作和日常生活中触摸的物质性质不明时，孕妈可向医生咨询，以便能操控时刻、剂量等条件，做好防范工作，防止可能给胎儿形成的伤害。

5. 竞争激烈的工作场所　随着就业压力的增大，很多白领女性都面临着激烈的职场竞争，长期处于紧张脆弱、焦虑抑郁的情绪中。如果准妈妈面对大量超负荷工作的话，每天 8 小时以上甚至十几个小时的持续工作必然对准妈妈和胎宝宝非常不利，严重时可能会增大流产的概率。因此，一旦你怀孕，应该及时和领导进行沟通，在缓解工作压力的同时，更要释放焦虑的情绪，让自己在轻松的心理氛围下度过孕期。

6. 远离新装修的环境　怀孕期间，要避免在新装修的场所出入，尤其是家居环境、工作场所等需要长时间待着的环境。因为涂料和油漆中的化学成分容易造成胎儿发育畸形及引发流产。

7. 辐射较大的环境　如果女性的工作环境必须面对大量电脑，那么建议在准备怀孕期间就开始穿上防辐射服，因为等你得知自己怀孕的时候，早期的胚胎其实已经形成，所以防辐射服要及时穿。在整个孕期，尤其是怀孕期的前 3 个月，要特别注意防辐射。同时，有很多家居用品也会产生辐射，包括冰箱、微波炉、电视机等要尽量少用。需要强调的是，准爸爸也要防辐射，因为只要精子和卵子任何一方质量有问题，就有可能对宝宝产生影响，严重的会造成基因突变，导致胚胎发育不良和流产。准爸爸也要在怀孕前的 3 个月开始特别注意防辐射，因为精子的整个生成过程是 3 个月。

良好的生活习惯+良好的生活环境＝一个健康的宝宝，为此准妈妈们理应在备孕之前就该了解对备孕有害的习惯跟环境，并且及时避免。

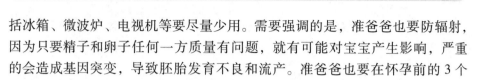

孕期哪些药物不能用呢？

备孕期间，除了极少数的几种特殊药物之外，其实大多数药物都可以正常使用。极少数的药物除了那些特殊疾病的药物（如作用于中枢神经系统的药物）之外，我们比较常用的有利巴韦林和异维 A 酸。

利巴韦林：又名病毒唑。是基层医院最常滥用的一种药物。利巴韦林对于备孕、怀孕、哺乳期、儿童等都是不建议使用的。致畸作用很强，也很明确。强到什么程度？其他人使用利巴韦林喷剂或者雾化时，孕妇不可以在附近停留。如果服用此种药物，至少要避孕半年。

异维 A 酸：是维生素 A 的衍生物，有明确的致畸作用。如果服用此类药物，3 个月内要避孕。外用此类药物，也至少要避孕 1 个月以上。

此外，大多数疫苗在孕期和备孕期间都可以注射，但是注射麻疹、风疹和腮腺炎疫苗后要避孕至少 3 个月。

另外，我们常常会提到"全或无"理论，即：在怀孕末次月经开始的 4 周之内，受精卵仅进行了简单的细胞分裂，没有分化出任何组织器官，所以也就谈不上畸形。且因为胎盘的不成熟，受精卵体积小等原因，决定了药物真正通过孕妇血液影响到受精卵的量也是微乎其微的。退一万步，如果药物真的在这个阶段对受精卵产生了影响，影响到了细胞分裂，那么这个受精卵就会被自然淘汰掉，有时候甚至就直接形成"生化妊娠"（即以下一次月经的形式不经意间就流掉了）。不论是药物（除了利巴韦林和异维 A 酸），还是放射线，都可以参考这个理论。

除了以上提到的极少数药物以外，虽说大多数药物可以安全使用，但使用之前也请衡量利弊，不要盲目地滥用药物。比如，普通感冒其实是不需要使用药物的，用不用药都需要大约一周左右的时间康复。而市面上各种感冒药也仅仅是缓解感冒症状为主，并不会缩短病程。尤其是很多妊娠早期会出

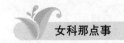

现类似感冒症状，其实就是一种妊娠反应。而目前市面上各种感冒药物的成分复杂，有的并不利于胚胎的早期发育。为了避免到时候纠结，建议有备孕计划的妈妈一定避开感冒药这个"雷区"。

综上所述，很多药物在孕期都可以安全使用，同样也有一些药物在孕期和备孕期间一定要避开。如果您拿不定主意，在使用药物之前，一定要前往医院咨询医生和药师。

十一、妊娠期母体的变化

怀孕后子宫、卵巢会发生哪些变化？

1. 子宫　妊娠期子宫的重要功能是孕育胚胎、胎儿，同时在分娩过程中起重要作用。是妊娠期及分娩后变化最大的器官。

（1）子宫大小：随妊娠进展，胎儿、胎盘及羊水的形成与发育，子宫体逐渐增大变软。至妊娠足月时子宫体积达 35cm×25cm×22cm；容量约 5000ml，增加约 1000 倍；重量约 1100g，增加近 20 倍。妊娠早期子宫略呈球形且不对称，受精卵着床部位的子宫壁明显突出。妊娠 12 周后，增大的子宫逐渐超出盆腔，在耻骨联合上方可触及。妊娠晚期的子宫轻度右旋，与乙状结肠占据在盆腔左侧有关。

子宫增大主要是由于肌细胞的肥大、延长，也有少量肌细胞数目的增加及结缔组织增生。子宫肌细胞由非孕时长 20μm、宽 2μm 至妊娠足月时长 500μm、宽 10μm，细胞质内富含有收缩功能的肌动蛋白和肌球蛋白，为临产后子宫收缩提供物质基础。子宫肌壁厚度非孕时约 1cm，至妊娠中期逐渐增厚达 2.0~2.5cm，至妊娠末期又逐渐变薄为 1.0~1.5cm 或更薄。早期子宫的增大受内分泌激素（主要为雌激素）的影响，以后的子宫增大系因宫腔内压力增加所致。子宫各部增长速度：宫底于妊娠后期增长最快，宫体含肌纤维最多，子宫下段次之，宫颈最少，以适应临产后子宫收缩力由宫底向下递减，利于胎儿的娩出。自妊娠 12~14 周起，子宫可出现不规律无痛性收缩。特点为宫缩稀发、不规律和不对称，随妊娠进展而逐渐增加，但宫缩时宫腔内压力通常为 5~25mmHg，持续时间不足 30 秒，不伴宫颈的扩张，这种生理性无痛宫缩称为 Braxton Hicks 收缩。

（2）子宫血流量：妊娠期子宫血管扩张、增粗，子宫血流量增加，以适应胎儿-胎盘循环的需要。孕早期子宫血流量为 50ml/min，主要供应子宫肌层

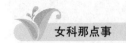

和蜕膜。妊娠足月时子宫血流量为 450~650ml/min，其中 80%~85%供应胎盘。子宫螺旋血管走行于子宫肌纤维之间，子宫收缩时血管被紧压，子宫血流量明显减少。过强宫缩可导致胎儿宫内缺氧。另一方面，有效的子宫收缩也是产后能使子宫胎盘剥离面迅速止血的主要机制。

（3）子宫内膜：受精卵着床后，在孕激素、雌激素作用下，子宫内膜腺体增大，腺上皮细胞内糖原增加，结缔组织细胞肥大，血管充血，此时的子宫内膜称为蜕膜。按蜕膜与囊胚的关系，将蜕膜分为 3 部分。①底蜕膜：囊胚着床部位的子宫内膜，与叶状绒毛膜相贴，以后发育成为胎盘的母体部分；②包蜕膜：覆盖在囊胚表面的蜕膜，随囊胚发育逐渐突向宫腔；③真蜕膜：底蜕膜及包蜕膜以外覆盖子宫腔其他部分的蜕膜。妊娠 14~16 周羊膜腔明显增大，包蜕膜和真蜕膜相贴近，宫腔消失。

（4）子宫峡部：为宫体与宫颈之间最狭窄的组织结构。非孕时长约 1cm，妊娠后子宫峡部变软，逐渐伸展拉长变薄，扩展成宫腔一部分，临产后伸展至 7~10cm，成为产道一部分，称为子宫下段，是产科手术学的重要解剖结构。

（5）宫颈：在激素的作用下，宫颈充血、水肿，宫颈管内腺体增生、肥大，使宫颈自妊娠早期逐渐变软，呈紫蓝色。宫颈的主要成分为胶原丰富的结缔组织，不同时期这些结缔组织的重新分布，使妊娠期宫颈关闭维持至足月，分娩期宫颈扩张以及产褥期宫颈迅速复旧。妊娠期宫颈黏液增多，形成黏稠黏液栓，富含免疫球蛋白及细胞因子，有保护宫腔免受外来感染侵袭的作用。

2. 卵巢　妊娠期卵巢排卵和新卵泡发育均停止。于妊娠 6~7 周前黄体产生大量雌激素及孕激素，以维持妊娠继续。妊娠 10 周后黄体功能由胎盘取代，黄体开始萎缩。

3. 输卵管　妊娠期输卵管伸长，但肌层并不增厚。黏膜层上皮细胞稍扁平，在基质中可见蜕膜细胞。有时黏膜呈蜕膜样改变。

4. 阴道　妊娠期阴道黏膜变软，水肿充血呈紫蓝色（Chadwick 征）。阴道壁皱襞增多，周围结缔组织变疏松，肌肉细胞肥大、伸展性增加，有利于分娩时胎儿的通过。阴道脱落细胞及分泌物增多呈白色糊状。阴道上皮细胞含糖原增加，乳酸含量增多，使阴道 pH 降低，不利于致病菌生长，有利于防止感染。

5. 外阴　妊娠期外阴部充血，皮肤增厚，大小阴唇色素沉着，大阴唇内

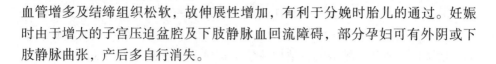

血管增多及结缔组织松软，故伸展性增加，有利于分娩时胎儿的通过。妊娠时由于增大的子宫压迫盆腔及下肢静脉血回流障碍，部分孕妇可有外阴或下肢静脉曲张，产后多自行消失。

孕后的乳房是什么样子的？

妊娠期间胎盘分泌大量雌激素刺激乳腺腺管发育，分泌大量孕激素刺激乳腺腺泡发育。乳腺发育完善还需垂体催乳素、人胎盘生乳素以及胰岛素、皮质醇等的参与。

乳房于妊娠早期开始增大，充血明显。孕妇自觉乳房发胀是早孕的常见表现。随着乳腺腺泡增生导致乳腺增大并出现结节。乳头增大变黑，易勃起。乳晕颜色加深，其外围的皮脂腺肥大，形成散在的结节状隆起，称为蒙氏结节。

妊娠末期，尤其在接近分娩期挤压乳房时，可有少量淡黄色稀薄液体溢出称为初乳。妊娠期间乳腺充分发育，为泌乳做好准备，但并无乳汁分泌，与大量雌激素、孕激素抑制乳汁生成可能有关。

产后胎盘娩出，雌激素、孕激素水平迅速下降，新生儿吮吸乳头，乳汁开始分泌。

怀孕后的心脏会发生哪些变化？

1. 心脏　妊娠期增大的子宫使膈肌升高，心脏向左、向上、向前方移位，心脏沿纵轴顺时针方向扭转，加之血流量增加及血流速度加快，心浊音界稍扩大，心尖搏动左移 1~2cm。部分孕妇可闻及心尖区Ⅰ~Ⅱ级柔和吹风样收缩期杂音、第一心音分裂及第三心音，产后逐渐消失。心电图因心脏左移出现电轴左偏约 15%。心脏容量至妊娠末期约增加 10%，心率于妊娠晚期休息时每分钟增加 10~15 次。

2. 心排出量　伴随着外周血管阻力下降、心率增加以及血容量增加，心排出量自妊娠 10 周逐渐增加，至妊娠 32~34 周达高峰，持续至分娩，左侧卧位测量心排出量较未孕时约增加 30%，每次心排出量平均为 80ml。心排出量增加为孕期循环系统最重要的改变，临产后在第二产程心排出量也显著增加。有基础心脏病的孕妇易在妊娠、分娩期发生心衰。

3. 血压　妊娠早期及中期血压偏低，妊娠24~26周后血压轻度升高。一般收缩压无变化，舒张压因外周血管扩张、血液稀释及胎盘形成动静脉短路而轻度降低，使脉压稍增大。孕妇体位影响血压，妊娠晚期仰卧位时增大的子宫压迫下腔静脉，回心血量减少、心排出量减少使血压下降，形成仰卧位低血压综合征。侧卧位能解除子宫压迫，改善血液回流。因此，妊娠中、晚期鼓励孕妇侧卧位休息。

孕后血液会有什么神奇的变化？

1. 血容量　妊娠期循环血容量增加以适应子宫胎盘及各组织器官增加的血流量，对维持胎儿生长发育极为重要。血容量于妊娠6~8周开始增加，至妊娠32~34周达高峰，增加40%~45%，平均增加1450ml，维持此水平直至分娩。其中血浆平均增加1000ml，红细胞平均增加450ml，血浆量的增加多于红细胞的增加，出现生理性血液稀释。

2. 血液成分

（1）红细胞：妊娠期骨髓造血增加，网织红细胞轻度增多。由于血液稀释，红细胞计数约为 $3.6×10^{12}/L$（非孕妇女约为 $4.2×10^{12}/L$），血红蛋白值约为110g/L（非孕妇女约为130g/L），血细胞比容从未孕时0.38~0.47降至0.31~0.34。

（2）白细胞：妊娠期白细胞计数轻度增加，一般（5~12）$×10^9/L$，有时可达 $15×10^9/L$。临产及产褥期白细胞计数也显著增加，一般（14~16）$×10^9/L$，有时可达 $25×10^9/L$。主要为中性粒细胞增多，淋巴细胞增加不明显，单核细胞及嗜酸性粒细胞几乎无改变。

（3）凝血因子：妊娠期血液处于高凝状态。凝血因子Ⅱ、Ⅴ、Ⅶ、Ⅷ、Ⅸ、Ⅹ增加，仅凝血因子Ⅺ及Ⅻ降低。妊娠期血小板数轻度减少。妊娠晚期凝血酶原时间及活化部分凝血活酶时间轻度缩短，凝血时间无明显改变。血浆纤维蛋白原含量比非孕妇女约增加50%，于妊娠末期平均达4.5g/L（非孕妇女平均为3g/L）。由于孕期血液处于高凝状态，产后胎盘剥离面血管内迅速形成血栓，是预防产后出血的另一重要机制。

（4）血浆蛋白：由于血液稀释，血浆蛋白自妊娠早期开始降低，至妊娠中期达60~65g/L，主要是白蛋白减少，约为35g/L，以后持续此水平直至分娩。

孕后为什么会出现尿频和尿失禁？

妊娠期肾脏略增大。肾血浆流量（RPF）及肾小球滤过率（GFR）于妊娠早期均增加，整个妊娠期间维持高水平。与非孕时相比，RPF 约增加 35%，GFR 约增加 50%。由此导致代谢产物尿素、肌酐等排泄增多，其血清浓度低于非孕期。RPF 与 GFR 均受体位影响，孕妇仰卧位时尿量增加，故夜尿量多于日尿量。妊娠期 GFR 增加，而肾小管对葡萄糖重吸收能力未相应增加，约15%孕妇饭后出现妊娠期生理性糖尿，应注意与糖尿病鉴别。

妊娠期受孕激素影响，泌尿系统平滑肌张力降低。输尿管增粗及蠕动减弱，尿流缓慢，肾盂及输尿管自妊娠中期轻度扩张，且右侧输尿管常受右旋妊娠子宫的压迫，可致肾盂积水。孕妇易患急性肾盂肾炎，以右侧居多。孕早期膀胱受增大子宫的压迫，可出现尿频，子宫长出盆腔后症状往往缓解。妊娠晚期，胎头入盆后，膀胱受压，膀胱、尿道压力增加，部分孕妇可出现尿频及尿失禁。

妊娠对肺功能会产生影响吗？

妊娠期肋膈角增宽肋骨向外扩展，胸廓横径及前后径加宽使周径加大，膈肌上升使胸腔纵径缩短，但胸腔总体积不变，肺活量不受影响。孕妇耗氧量于妊娠中期增加 10%~20%，肺通气量约增加 40%，有过度通气现象，使动脉血 PO_2 增高达 92mmHg，PCO_2 降至 32mmHg，有利于供给孕妇及胎儿所需的氧，通过胎盘排出胎儿血中的二氧化碳。妊娠晚期子宫增大，膈肌活动幅度减小，胸廓活动加大，以胸式呼吸为主，气体交换保持不减。呼吸次数于妊娠期变化不大，每分钟不超过 20 次，但呼吸较深大。

妊娠期肺功能变化：①肺活量无明显改变；②通气量每分钟约增加 40%，潮气量约增加 39%；③残气量约减少 20%；④肺泡换气量约增加 65%；⑤受雌激素影响，上呼吸道（鼻、咽、气管）黏膜增厚，轻度充血、水肿，易发生上呼吸道感染。

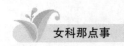

妊娠对肝胆脾胃的影响有哪些？

妊娠期受雌激素影响，齿龈肥厚，容易充血水肿、出血。少数孕妇牙龈出现血管灶性扩张，即妊娠龈瘤，分娩后自然消失。孕激素使平滑肌张力降低、肌肉松弛。胃贲门括约肌松弛，胃内酸性内容物逆流至食管下部产生胃烧灼感；胃排空时间延长，易出现上腹部饱满感。胆囊排空时间延长，胆汁稍黏稠使胆汁淤积，易诱发胆囊炎及胆石症。肠蠕动减弱，粪便在大肠停留时间延长出现便秘，加之直肠静脉压增高，孕妇易发生痔疮或使原有痔疮加重。妊娠期增大的子宫可使胃、肠管向上及两侧移位，这些部位发生病变时，体征往往有变化，如阑尾炎可表现为右侧腹部中份或上份的疼痛。

怀孕后，激素会有哪些变化？

1. 垂体　妊娠期垂体稍增大，尤其在妊娠末期，腺垂体增大明显。嗜酸细胞肥大增多，形成"妊娠细胞"。

（1）促性腺激素（Gn）：妊娠黄体及胎盘分泌的大量雌、孕激素，对下丘脑及腺垂体的负反馈作用使 FSH 及 LH 分泌减少，故妊娠期间卵巢内的卵泡不再发育成熟，也无排卵。

（2）催乳素：妊娠 7 周开始增多，随妊娠进展渐增量，妊娠足月分娩前达高峰约 $150\mu g/L$，为非孕妇女的 10 倍。催乳素促进乳腺发育，为产后泌乳作准备。

（3）其他垂体激素：妊娠期促甲状腺激素和促肾上腺皮质激素分泌增加，但无甲状腺或肾上腺皮质功能亢进的表现。促黑素细胞刺激激素的分泌增多，使孕妇皮肤色素沉着。

2. 肾上腺　皮质受妊娠期雄激素大量分泌的影响，中层束状带分泌糖皮质醇增多 3 倍，进入血液循环约 75% 与球蛋白结合，15% 与白蛋白结合，具有活性作用的游离糖皮质醇仅为 10%，故孕妇无肾上腺皮质功能亢进表现。妊娠期外层球状带分泌的醛固酮增多 4 倍，具有活性作用的游离醛固酮仅为 30%~40%，不致引起过多的水钠潴留。内层网状带分泌睾酮略增加，一些孕妇阴毛、腋毛增多及增粗。

3. 甲状腺　妊娠期受促甲状腺素和 HCG 的作用，甲状腺呈中度增大，血

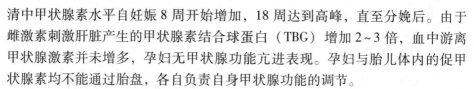

清中甲状腺素水平自妊娠 8 周开始增加，18 周达到高峰，直至分娩后。由于雌激素刺激肝脏产生的甲状腺素结合球蛋白（TBG）增加 2~3 倍，血中游离甲状腺激素并未增多，孕妇无甲状腺功能亢进表现。孕妇与胎儿体内的促甲状腺素均不能通过胎盘，各自负责自身甲状腺功能的调节。

4. 甲状旁腺　妊娠早期孕妇血清甲状旁腺素水平降低。随妊娠进展，血容量和肾小球滤过率的增加以及钙的胎儿运输，导致孕妇钙浓度缓慢降低，造成甲状旁腺素在妊娠中晚期逐渐升高，有利于为胎儿提供钙。

怀孕后为什么会出现黄褐斑及妊娠纹？

妊娠期促黑色素细胞刺激激素的分泌增多，加之大量的雌、孕激素有黑色素细胞刺激效应，使黑色素增加，导致孕妇乳头、乳晕、腹白线、外阴等处出现色素沉着。色素沉着于颧颊部并累及眶周、前额、上唇和鼻部，边缘较明显，呈蝶状褐色斑，称为妊娠黄褐斑，于产后自行消退。妊娠期间肾上腺皮质分泌的糖皮质激素增多，该激素分解弹力纤维蛋白，使弹力纤维变性，加之子宫的增大使孕妇腹壁皮肤张力加大，皮肤的弹力纤维断裂，呈大量紫色或淡红色不规则平行略凹陷的条纹，称为妊娠纹，见于初产妇。旧妊娠纹呈银色光亮，见于经产妇。

孕后体内代谢水平会有哪些变化？

1. 基础代谢率　妊娠早期稍下降，于妊娠中期渐增高，至妊娠晚期可增高 15%~20%。妊娠期需要的总能量约 80000kcal，或约每日 300kcal。

2. 体重　妊娠期体重的增加主要来自子宫及内容物、乳房、增加的血容量、组织间液以及少量的母体脂肪和蛋白的贮存。孕期平均体重增加 12.5kg。母亲孕前体重及孕期增加的体重与胎儿出生体重密切相关。

3. 碳水化合物代谢　妊娠期胰腺分泌胰岛素增多，胎盘产生的胰岛素酶、激素等拮抗胰岛素致其分泌相对不足。孕妇空腹血糖值略低，餐后高血糖和高胰岛素血症，以利于对胎儿葡萄糖的供给。妊娠期糖代谢的特点和变化可致妊娠期糖尿病的发生。

4. 脂肪代谢　妊娠期能量消耗多，母体脂肪积存多，糖原储备减少。妊娠期肠道吸收脂肪能力增强，血脂较孕前增加约 50%。遇能量消耗过多时，

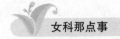

体内动用大量脂肪，使血中酮体增加，易发生酮症。

5. 蛋白质代谢　孕妇对蛋白质的需要量明显增加，呈正氮平衡。妊娠期体内需储备足够的蛋白质，除供给胎儿生长发育及子宫、乳房增大的需要外，还为分娩期消耗做准备。如果蛋白质储备不足，血浆蛋白减少，组织间液增加，出现水肿。

6. 矿物质代谢　妊娠期总钾、钠的储存增加，但由于血容量的增加，血清中钾、钠的浓度与非孕期相近。妊娠期血清磷无明显变化，血清镁浓度下降。胎儿生长发育需要大量钙，足月妊娠胎儿骨骼储存约 30g 钙，其中 80% 在妊娠最后 3 个月内积累。因此，孕期中、晚期应注意加强饮食中钙的摄入，必要时补充钙剂。妊娠期孕妇约需要 1000mg 的铁，其中 300mg 转运至胎盘、胎儿，200mg 通过各种生理途径（主要为胃肠道）排泄。孕期铁的需求主要在妊娠晚期，为 6~7mg/d，多数孕妇铁的储存量不能满足需要，需要在妊娠中、晚期开始补充铁剂，以满足胎儿生长和孕妇的需要。

孕后骨骼、关节及韧带的变化有哪些？

在妊娠期间骨质通常无改变，仅在妊娠次数过多过密又不注意补充维生素 D 及钙时，能引起骨质疏松。部分孕妇自觉腰骶部及肢体疼痛不适，可能与由胎盘分泌的松弛素使骨盆韧带及椎骨间的关节、韧带松弛有关。部分孕妇耻骨联合松弛、分离导致明显疼痛、活动受限，产后往往消失。妊娠晚期孕妇重心向前移，为保持身体平衡，孕妇头部与肩部应向后仰，腰部向前挺，形成典型的孕妇姿势。

十二、产后保健

哺乳期用药需谨慎

很多孕妇都知道孕期服药一定要特别小心，否则会对胎儿造成不良影响。殊不知，产妇在产褥期也应该谨慎用药，否则也会对婴儿造成严重影响从而危害婴儿健康。这是因为药物能够通过乳汁进入婴儿体内，婴儿体质娇嫩、脏器脆弱，此时药物的毒副作用对其伤害尤为明显。

哺乳期女性需要慎用的药物有 B 族维生素、激素类、阿托品类、磺胺类药物，因为这些药物会导致乳汁分泌减少或导致新生儿溶血和新生儿黄疸。此期间需要禁用的药物有氨基糖苷类抗生素，如庆大霉素，因为此类药物能造成婴儿听神经损伤，严重时可造成婴儿耳聋；喹诺酮类抗生素，如我们平常经常使用的左氧氟沙星、诺氟沙星、加替沙星等药物均属于该类抗生素，这些药物对婴儿软骨组织影响巨大，可以造成骨骼发育异常，应绝对禁用；镇静类药物，如苯巴比妥、异戊巴比妥、艾司唑仑等药物，此类药物可导致高蛋白血症、婴儿嗜睡，最终造成婴儿代谢缓慢，发育不良；红霉素、四环素也应禁止使用，因为它们会影响婴儿牙齿发育。

中医中药是我们的国粹，它源于自然，千百年来以其神奇的疗效得到了人们的认可和推崇。但是中药也不是绝对没有毒副作用的。产妇在使用中药时也应该了解其对婴儿及母体的不良影响，谨慎使用。如中药中的炒麦芽、怀牛膝、大黄、柴胡、蒲公英、花椒等可以造成回乳，减少乳汁的分泌，甚至导致无乳；枳实、厚朴有耗气伤气的作用，产妇使用会造成少气乏力；黄芩、栀子、升麻、黄柏、黄连性味寒凉，产妇使用会伤及阳气，造成身痛、泄泻；大黄会使产妇发生泄泻而导致气脱；禁用三棱、莪术、赤芍，因其易致出血；禁止使用附子、乌头、马钱子、斑蝥、天南星、商陆、大戟、芫花、巴豆、地龙、全蝎、蟾酥、蜈蚣等具有毒性或活血类药物，以防母婴中毒或

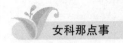

诱发过敏反应。

由此可见，哺乳期妇女用药是需要谨慎考虑的事情，为了防止药物对婴儿产生不良反应，母亲用药时需要遵循"能不用的药不用，可用可不用的药不用，能少用的药尽量少用"的大原则。如若必须使用药物应严格遵照医嘱剂量和时间使用。同类药物中尽可能选用对婴儿及母体副作用较小的品种，应尽量减少联合用药。必要时在服药期间可暂停哺乳。

产妇坐月子不能洗澡吗？

实际上，产妇坐月子不是不能洗澡，而是应该洗澡。不过要注意的是这个澡该怎样洗。

长久以来民间就流传着这样的说法：女性月子中不能洗澡、洗头，否则会出现寒邪内侵，气血凝滞，从而造成畏寒怕风，周身疼痛，痛苦一生。

为什么会有这样的说法呢？这要从历史的观点来看，以往社会文明程度低，人们生活水平低下，生活条件差，卫生保健不够发达，不能为产妇提供舒适的医疗、生活条件，洗澡时没有良好的洗浴设施和采暖设备，产妇身体虚弱，抗病能力差，容易在简陋的条件下出现一些疾病，加之医疗水平有限，不能给产妇良好有效的医疗服务，最终往往导致产妇患上这样那样的疾病。但是随着社会的进步、生活水平的提高以及医疗条件的逐步完善，如今我们已经能够给产妇提供一个舒适良好的生活环境和医疗保障。因此，以前流传的关于月子中不能洗澡的说法和习俗应该被改变。

产妇在坐月子中需要注意清洁和卫生，因为产后机体会大量排汗，阴部产生的恶露和乳腺分泌的乳汁会污染皮肤，这些污物污染肌肤不仅会产生难闻的异味，还会给细菌和微生物提供良好的生长环境，造成毛囊炎、子宫内膜炎等，还会使产妇身体不舒适，影响产妇的精神健康。

沐浴不仅仅对身体有清洁作用，还能使产妇气血流畅，中医认为具有活血行气的作用，同时能解除身体疲劳感，给产妇以舒畅的心情；清洁的阴部能避免后期感染的可能；沐浴能提高睡眠质量，增加食欲，为身体机能的快速恢复提供必要的条件。所以，在具有完善洗浴条件的情况下是允许和提倡产妇洗澡的。但是需要注意的是，洗澡是有一定条件要求的，亦不可盲目实施。

首先要保证产妇会阴部无伤口或伤口已经完全愈合的前提下，在产后

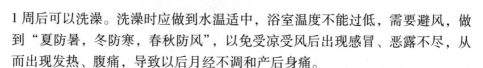

1 周后可以洗澡。洗澡时应做到水温适中，浴室温度不能过低，需要避风，做到"夏防暑，冬防寒，春秋防风"，以免受凉受风后出现感冒、恶露不尽，从而出现发热、腹痛，导致以后月经不调和产后身痛。

建议采用淋浴的沐浴方法，洗浴时需要有人陪同协助，防止滑倒和"晕堂"。禁止盆浴和坐浴，以防脏水流入阴道造成感染。每次洗澡的时间应控制在 10 分钟以内，不宜长时间沐浴。浴室温度应适中，尤其是冬季，为了怕产妇感冒，往往会把浴室的温度调得过高，过高的温度会产生大量水蒸气，导致室内氧气含量不足，容易造成产妇头晕，血压下降而跌倒。沐浴结束后应在浴室穿衣，把身体擦干后方可走出浴室，以免着凉或受风。

◆ 恶露不绝的临床表现是什么？该怎样治疗？ ◆

孕妇产后随子宫蜕膜脱落，含有血液及坏死蜕膜的组织经阴道排出，称为恶露。根据其颜色及内容物，恶露可分为血性恶露、浆液性恶露和白色恶露。

正常恶露色泽鲜红，有血腥味，无臭味，称为血性恶露。血性恶露一般持续 3~7 天逐渐变为浆液性恶露，其特点是血量减少，恶露中含有大量坏死蜕膜、宫颈黏液、阴道分泌物及细菌等。2~3 周后转变为白色恶露，内含较多白细胞、退化蜕膜、表皮细胞及细菌，该恶露持续 2~3 周后干净。如果红色恶露持续 3 周以上仍然淋沥不尽者称为"产后恶露不绝"。该病是产后常见病和多发病。其病程迁延，除对产妇的身心健康有直接影响外，还会干扰产妇乳汁的分泌，影响母乳喂养，进而影响到婴儿的正常发育。产后恶露不绝的原因在于产妇产后子宫复旧不全，收缩不良以及感染、胎盘胎膜残留。

对本病的预防是每个产妇都需要知道的。因为产后恶露不绝多是由于胎盘、蜕膜残留或是宫内感染引起，所以只要加强产前、产后的护理，就可以有效地预防本病的发生。产妇应做好产后卫生，产后可用安尔碘棉球每日消毒会阴部，平时注意保持会阴部干燥清洁，禁止盆浴，以防止感染。定时测量体温，发现体温过高时认真分析原因，必要时使用安全的抗生素以预防感染。

提倡母婴同室、母乳喂养，母婴应该做到早接触、早吸吮，要在产后30 分钟内即开始哺乳，其目的是尽早刺激乳房以建立泌乳反射。正常的泌乳有助于促进子宫收缩，对及早排尽宫内残留物有重要作用。产后 1 周内应每天在相同时间测量宫底高度，以了解子宫恢复情况，每日注意观察恶露颜色、量及气味。若发现子宫恢复不良、恶露增多、红色恶露持续时间延长时，应及早使用子宫收缩药物。如果出现恶露有臭味同时伴有子宫压痛，提示有感染可能，此时应在医生指导下给予广谱抗生素以控制感染。

产妇刚生孩子后身体虚弱，分娩时又消耗了大量能量，此时应注意营养的补充，可多进食高蛋白、低脂肪、易吸收的流质食物，同时注意补充维生素和微量元素。也可在医生指导下服用具有活血养血作用的中药如益母草膏、阿胶以及中药汤剂生化汤来帮助子宫恢复，排除宫内残留物。也可适当采用食疗的方法协助身体恢复，如食用红糖水、藕粉等，同时也可用山楂加红糖煮粥饮用。

❧ 产后便秘应该怎样处理？ ❧

产后大便秘结是产妇经常发生的疾病，古代医家早就注意到此病，把本病归纳为"产后三病"中的一种，称为"大便难"。

造成产后大便难的原因是产妇卧床时间长，缺乏运动，精细食物摄入多，肠道蠕动减弱，粪便在肠道停留时间过长，水分被肠管吸收过多，从而造成大便干燥，加之产妇体虚，无力排便，所以容易引起大便秘结。

产后便秘的后果不可忽视，坚硬干燥的大便不易排出，可诱发肛裂、痔疮；产妇用力排便会增加腹部压力，对经过剖宫产分娩的产妇有导致伤口开裂的可能。排便的困难以及用力时造成的伤口疼痛，使产妇对排便怀有恐惧感，减少了主动排便的意愿，其结果使便秘进一步加重。长时间便秘会导致产妇腹胀、腹痛、食欲缺乏，长此以往会导致营养不良和泌乳减少及断乳，给婴儿造成一定程度的不良影响。长时间便秘会导致体内废物和毒素的聚集，给产妇自身造成伤害。便秘还会影响产妇的情绪，容易造成产妇焦虑、烦躁等不良心理状态。所以，产后便秘的危害是巨大的，防止产后便秘的出现对产妇的身体恢复有非常大的作用。

出现产后便秘也不要惊慌，可鼓励产妇及早下床活动，平时多饮水，可服用蜂蜜以润肠，多食蔬菜、水果等富含纤维素的食物，养成定时大便的习惯。多做提肛运动，可适度以顺时针方向按摩腹部以增强肠蠕动，如果大便干燥，可使用开塞露、肥皂水或中药灌肠。

产后尿失禁可以这样做

临床上有很多女性，尤其是产后的女性在咳嗽、大笑等增加腹压的时候，会出现压力性尿失禁的情况，令人很是尴尬。那么这病有什么较好的自我治疗方法吗？

耻尾肌（PC）是一位名叫诺德·凯格尔的医生在治疗妇女产后尿失禁时发现的。他发现，女性有意识地经常收缩尿道、肛门和阴道括约肌来锻炼耻尾肌，不仅能控制排尿，治疗尿失禁，而且能改善性反应，促进在性生活中与丈夫同步达到性高潮。

进一步的临床研究证实，加强耻尾肌肌力能帮助两性治疗大小便失禁，同时也能帮助男性防治勃起功能障碍及早泄。

耻尾肌是指人体耻骨到尾骨之间呈带状的肌肉群，PC 是耻骨和尾骨英文字母的字头简称。

男子的耻尾肌是从阴囊到肛门之间的肌肉群，它起着抬起生殖器的辅助作用；女子的耻尾肌是从阴道到肛门之间的肌肉群。

如何找到自己的耻尾肌呢？

尝试坐在马桶上小便，在不移动双腿的情况下，中断排尿，再继续排尿。耻尾肌就是造成尿液暂停和继续的施力所在处。

如何在日常生活中锻炼耻尾肌呢？

（1）收缩耻尾肌 20 次，每次收缩时保持 1~2 秒，然后放松肌肉。

每天进行 3 次，每周进行 3~4 天。进行该练习时保持正常呼吸，避免屏气。

（2）在每一组收缩锻炼中增加 10 下慢速收缩。用 5 秒时间慢慢地对耻尾肌进行收缩直至不能继续收缩为止。保持该紧张状态 5 秒以上，如果可能的话，也利用 5 秒的时间逐渐地放松肌肉。

（3）如果你是男性，可在勃起状态下进行耻尾肌锻炼。主要包括抵抗力训练，方法如下。

1）把一条小毛巾放在你勃起的生殖器上，然后通过收缩耻尾肌举起毛巾。坚持 2~5 秒，放松，如此重复 30 次。

2）把你的手放在勃起生殖器上方 2.5~5.0cm 的地方。收缩耻尾肌，让生殖器勃起到你的手掌位置。坚持 2~5 秒，放松，如此重复 30 次。

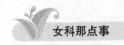

3）再次把你的手放在勃起生殖器上方 2.5~5.0cm 的地方。收缩耻尾肌，让生殖器勃起到你的手掌位置。这一次，当你挺起生殖器时，让你的手掌轻轻地往下推，形成一定的抵抗力。坚持 2~5 秒，放松，如此重复 30 次。

在日常生活中锻炼耻尾肌对产妇的产后恢复非常有帮助。

（1）女性在锻炼的时候，深吸气，然后屏住气息提肛数秒。

在吸气的同时收缩腹肌，感觉到阴道内壁好像在贴紧皱缩般，越是能感觉到这样效果会越好。然后放松，交替进行数次。

（2）开始时可以坚持收缩 3 秒，之后放松 3 秒。当锻炼得有信心之后，可以逐渐延长收缩时间。当然，放松时间也要相应延长到同样长的时间。

之后，可以练习快速短促地运动耻尾肌，要尽可能快地反复收缩和放松该肌肉数分钟，开始时你可能很难分清是收缩还是放松，但逐渐就容易区别了。

为什么产妇容易患产后抑郁症？

产后抑郁症的表现为产后出现紧张、烦躁、焦虑、沉默少言等一系列精神症状，也是产妇常见的心理疾病，对产妇、婴儿及家庭的影响巨大。

造成产后抑郁有生理、心理及社会方面的因素。女性从怀孕到分娩，体内激素水平发生了很大的变化，孕激素和雌激素的含量改变与产后抑郁症的出现有一定关系。初为人母，女性对角色转变一时难以接受，无法承受作为一个母亲的责任和压力，这是造成抑郁的心理因素。现代社会生活节奏加快，生活压力增大，照顾家庭、孩子的重担一下子落在了产妇的身上，无疑会使之产生焦虑、紧张的情绪，久而久之，容易造成心理伤害而产生抑郁。防止产后抑郁症的出现应该注意以下几点。

1. 注重对产妇的心理护理和心理疏导　产后抑郁症是一种非精神病性的抑郁综合征，通常情况下无须药物治疗。健康有效的心理疏导和心理调护是防止本病的最好方法。家人平时要多与产妇沟通，及时了解她们的心理状态。鼓励产妇与他人诉说心声，认真倾听产妇的述说和想法，以知心朋友的角色与之交流，主动关心她们，爱护她们。建议产妇积极地锻炼身体，多参加社会活动，保持愉悦的心情。

2. 给产妇提供一个良好的生活环境　产妇刚刚经历了十月怀胎及分娩的痛苦，此时需要良好温馨舒适的生活环境进行休养。所以，给产妇创造一

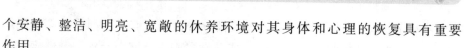

个安静、整洁、明亮、宽敞的休养环境对其身体和心理的恢复具有重要作用。

3. 保持和睦的家庭氛围　家庭氛围对产妇的心理影响是不容忽视的，和睦的家庭能给产妇一种安全感和归属感，家庭成员在生活上关心体贴产妇，帮助其解决实际问题能给产妇树立战胜困难的信心。

出现产后发热该怎么办?

产后发热是指孕妇分娩后出现体温升高，甚至高热的病症表现。产后发热多因感染所致，属于产后常见的产褥期并发症，对产妇的生命安全造成了严重威胁，与产后出血、妊娠合并心脏病、严重的妊娠高血压病一同构成了导致产妇死亡的四大疾病。产后发热属祖国医学产后三病"痉"的范畴，是一种常见而凶险的"月子病"。

产褥期产妇的体温绝大多数在正常范围内，有产程过长的产妇体温在产后 24 小时内可有略微升高，但一般不超过 38℃，体温多在 24 小时后降至正常范围，这种现象属于正常。如果 24 小时内体温仍超过 38℃，且持续不退，则提示有感染出现。

女性生殖道中不是绝对无菌的，其内寄生着大量细菌、真菌、厌氧菌、支原体、衣原体等众多致病菌和非致病菌。通常情况下，这些细菌不会给女性造成什么大的影响，这是因为女性生殖道对细菌的侵入有一定自洁和防御功能，但是这种防御作用与侵入病原体的种类、数量、毒力以及机体的抵抗力有关系。只有在机体免疫力、细菌毒力和细菌数量三者之间的平衡失调时才会出现感染的机会，产妇产后机体抵抗力下降，加之分娩时产道损伤、贫血、产后营养不良、卫生保健不充分等原因增加了产后感染的发生率，这是造成产后发热的主要病因。感染发生后，因细菌的毒力和数量以及机体抵抗力的不同，所表现出来的病情轻重程度和发展预后也不尽相同。轻者出现会阴部切口红肿、排脓、疼痛及阴道和宫颈感染。当细菌经胎盘剥离处入侵，可首先扩散到子宫蜕膜层引起急性子宫内膜炎；接着炎症可继续侵犯浅肌层、深肌层直至浆膜层而导致子宫肌炎。此时患者会出现腹部压痛、高热、阴道有大量臭味的脓性分泌物以及白细胞增高等感染特征，如果感染沿淋巴管播散可引起盆腔结缔组织炎和腹膜炎，并波及输卵管、卵巢形成附件炎；炎症亦可继续扩散至侧盆壁、髂窝、直肠阴道隔而导致深部感染，此时患者出现持续高热、寒战、腹痛、腹胀、腹部反跳痛及腹肌紧张、白细胞增多等临床症状。当急性炎症扩散至子宫浆膜形成急性盆腔炎，继而导致弥漫性腹膜炎可出现全身中毒症状，此时病情严重，预后不良。炎症还会导致盆腔内血栓静脉炎而出现反复高热、寒战及下肢持续性疼痛。感染血栓还会脱落进入血液循环从而引起脓毒血症，若细菌大量进入血液循环并繁殖可形成败血症，这是产后发热最严重的并发症，有危及生命的危险。

产后发热应以预防为主。重点要加强孕期卫生，妊娠末期避免性生活和盆浴，分娩时避免过多的阴道检查，产褥期注意个人卫生，保持外阴清洁，产后适当加强锻炼，增强体质，加强营养，保证充足睡眠和舒畅心情。

对于分娩时有阴道助产和剖宫产手术史的产妇，产后应该预防性应用抗生素以防产褥期感染的出现。对于已经出现的产后发热应在明确诊断后及时给予足量、敏感的抗生素，同时加强营养。对于患有严重贫血或患者虚弱者可输血或人血白蛋白以增加抵抗力。产妇宜采取半卧位，以利于恶露引流和使炎症局限于盆腔。

什么是"积奶"？出现积奶应该注意什么？

积奶又称产后乳汁淤积，是指产后乳汁泌出不畅导致乳房胀痛的一种疾病。该病原因是产后哺乳方法不当，乳汁排出不畅，阻塞腺管。积奶是哺乳期女性经常出现的疾病，与缺乏正确哺乳知识有关。产妇新产后泌乳功能旺盛，所以应该多让婴儿吃奶，一般每日需哺乳 10~12 次，给婴儿喂奶时应该让其吸空一侧乳房后再吮吸另一侧乳房，以防止乳汁留于乳房。如果婴儿已吃饱，不愿继续吮吸乳房，此时产妇应该自行将乳汁挤出或用吸奶器把乳汁吸出，以保证乳汁的正常分泌和腺管通畅。

如果感觉乳房发胀或疼痛，应及时增加哺乳次数，排空乳汁以避免乳汁淤积造成乳腺炎症。如果乳房胀痛加重、红肿，乳房内可触及包块，伴有发热，则提示急性乳腺炎已出现。产褥期急性乳腺炎的直接原因就是哺乳不当，乳汁淤积。该疾病的典型临床表现是发热、乳房肿胀疼痛，触诊可触及明显肿块，疼痛明显、拒按，皮肤表面发红伴温度升高。若炎症未得到有效控制，可形成脓肿、高热、淋巴结肿大、白细胞增多，严重者出现败血症。

产褥期急性乳腺炎的治疗原则是及早抗炎以避免炎症扩散，可全身应用

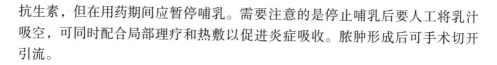

抗生素，但在用药期间应暂停哺乳。需要注意的是停止哺乳后要人工将乳汁吸空，可同时配合局部理疗和热敷以促进炎症吸收。脓肿形成后可手术切开引流。

什么是乳痈？怎么预防？

乳痈，是热毒侵入乳房引起的一种急性化脓性疾病。相当于西医的急性化脓性乳腺炎。常发生于产后未满月的哺乳妇女，尤以初产妇多见，也可发生于孕期。

1. 临床特点　乳房有结块，红肿热痛，溃后脓出稠厚，伴有恶寒发热等全身症状。

2. 发病原因　乳汁淤积、乳头破损是常见的原因。情志不畅、产后抑郁肝气郁积、饮食不节，都会引起乳络闭阻不畅，气滞血瘀而成乳痈。此外，产妇体虚感受外邪也会导致乳络淤滞不通，化热成痈。

西医认为，本病多因产后乳汁淤积，或乳头破损，致病菌沿淋巴管、乳管侵入乳房，继发感染而成。

3. 乳痈初起治疗　初起可用热敷加适度的乳房按摩，疏通乳络。先轻揪乳头数次，用五指沿乳房四周轻柔地按向乳头方向，促进淤滞的乳汁排出。也可用菊花叶、鲜蒲公英煎水口服，药渣外敷。

若起病迅速，或全身症状明显，应快速去正规医院就诊。

4. 乳痈的预防　关键在于避免乳汁淤积，同时要防止乳头破损并保持其清洁。主要方法如下：①妊娠 5 个月后，经常用温开水或者 75% 乙醇擦洗乳头；②女婴出生后应将凹陷的乳头挤出，可防止成人后内陷，若乳头内陷者，应经常挤捏提拉矫正；③乳母宜保持心情舒畅、起居有常；④忌食辛辣刺激食物，不食膏粱厚味之品。

常用的下乳食疗方法有哪些？

门诊上或者周围的孕妈朋友们有不少都会有这样的烦恼：乳汁太少，宝宝不够吃怎么办？常言道："药补不如食补"，食补既能促进乳汁分泌，又能丰富孕期营养，一举两得，那么我们就来说说"下乳"的那些催乳食疗药膳吧。

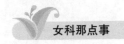

1. 无花果粥

功效及适应证：益气健脾、养血通乳，适合产后气血亏损以致乳汁少或者无乳汁。

做法：①准备无花果50克、粳米100克、适量冰糖，并将无花果切成碎米状；②粳米洗净，加水炖煮，待粥呈黏稠状时，加无花果及冰糖，炖煮，食用。

2. 无花果炖猪蹄

功效及适应证：清热解毒、通经下乳，用于肝郁气滞、虚火上窜引起的乳汁不下、食欲不佳、气血亏虚，神经衰弱。

做法：①准备无花果200克、金针菜（即黄花菜）100克、猪蹄2只；②将猪蹄切成小块，加生姜、胡椒、大蒜和适量清水，与无花果煮熟；③再放金针菜煮30分钟，加食盐、鸡精、葱花等调味剂，即可食用。

3. 生姜米醋炖木瓜（下乳方）

功效及适应证：益气养血、解郁通乳、解毒。适合产后缺乳、病后体弱及慢性胃炎、食鱼虾过敏等。

做法：①准备番木瓜500克、生姜50克、米醋500毫升；②同置瓦锅内，文火炖熟，分次食用。

4. 番木瓜鲜奶

功效及适应证：润肤养颜，但是脾胃虚寒者慎用。

做法：①准备新鲜番木瓜360克、鲜牛奶2杯，白糖适量；②番木瓜去皮、核，切大块备用；③将番木瓜块、鲜牛奶、白糖放入果汁机中，打成浓汁，饮用。

5. 通草排骨汤

组成：排骨500克，通草6克

制法：将500克排骨和6克通草一起放入砂锅中，加入没过原料的凉水，一起炖至只有1碗。切忌不要放盐，如果实在喝不下，可以加少许酱油调味。

吃法：吃肉喝汤，1天1次，连喝3天。

6. 豌豆炒虾仁

功效：豌豆中富含膳食纤维，有通便的功效，豌豆和虾仁都含有丰富的蛋白质，有利于新妈妈乳汁的分泌。

原料：虾仁4只，嫩豌豆50克，鸡汤、盐、水淀粉、香油各适量。

做法：①嫩豌豆洗净，放入开水锅中，用淡盐水焯一下，备用。②炒锅

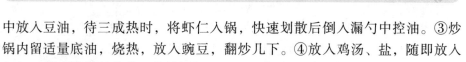

中放入豆油，待三成热时，将虾仁入锅，快速划散后倒入漏勺中控油。③炒锅内留适量底油，烧热，放入豌豆，翻炒几下。④放入鸡汤、盐，随即放入虾仁，用水淀粉勾薄芡，将炒锅颠翻几下，淋上香油即可。

7. 花生鱼头汤

功效：鱼头富含不饱和脂肪酸，可提高新妈妈免疫力；花生是促进新妈妈乳汁分泌的重要食物，非常适合新妈妈食用。

原料：鱼头1个，花生仁50克，红枣3颗，姜片、盐各适量。

做法：①鱼头处理干净；红枣洗净，去除枣核备用；花生仁洗净备用；②将锅烧热，倒入少量油，放入姜片爆香，再放入鱼头，煎至两面金黄；③加入适量水，没过鱼头，用大火烧开；④加入花生仁和红枣，烧开后转小火煲40分钟，加盐调味即可。

8. 花生红枣莲藕汤

功效：莲藕能清除腹内积存的瘀血、增进食欲、帮助消化、促进乳汁分泌，藕性偏凉，产后不宜过早食用，半个月后食用比较合适，可以补血逐瘀。

原料：香菇4朵，莲藕50克，花生仁20克，红枣4颗，白果3颗，姜片、盐各适量。

做法：①香菇洗净，用温水浸泡；莲藕洗净，削皮，切成片备用；花生仁放开水锅里煮一下，以去涩味。②砂锅烧水，水开后，把莲藕、香菇、红枣、白果、花生仁、姜片一起放入锅里，再倒少量植物油炖1小时，加盐调味即可。

9. 枸杞红枣蒸鲫鱼

功效：鲫鱼搭配红枣和枸杞子，有很好的补血通乳的作用。

原料：鲫鱼1条，红枣2颗，葱姜汁、枸杞子、盐、清汤、醋各适量。

做法：①鲫鱼处理好，洗净，焯烫后用温水冲洗；②鲫鱼腹中放2颗红枣，将鲫鱼放入汤碗内，倒进枸杞子、醋、清汤、葱姜汁、盐。③把汤碗放入蒸锅内蒸20分钟即可。

10. 通草炖猪蹄

功效：通草炖猪蹄是常见的针对新妈妈缺乳的食疗方。通草除了有通乳的功效外，还可以促进胸部的发育。

原料：猪蹄半个，红枣3颗，通草5克，花生仁20克，姜片、段、盐、料酒各适量。

做法：①猪蹄洗净切成块；红枣、花生仁用水泡透；通草洗净切段；

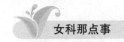

②锅内加适量水，烧开，放猪蹄，焯去血沫，捞出；③油锅烧热，放入姜片、猪蹄淋入料酒爆炒片刻，加入清水、通草、红枣、花生仁、葱段，用中火煮至汤色变白，加盐调味。

需要注意的是：产妇产后 3 天内体虚，不宜马上开补。顺产宜吃流食或半清淡流食进行补充，下奶的汤菜一般从产后第三周开始再慢慢跟上；太心急进补，反而适得其反。

产后怎么快速恢复如产前？

产后怎么才能快速恢复如产前呢？

首先要强调的是，恢复并不一定越快越好。女性分娩后，各个脏器系统恢复到孕前的生理状态，本身就是需要一定时间的，这个时间是有一定自然规律的，通常需要 6 周左右，也就是临床上的产褥期。产褥期的恢复，是一个身体自我调节的过程，不要过多地人为干预，但我们可以从饮食、生活禁忌方面稍加注意。

饮食：阴道分娩的话，饮食没有禁忌。推荐新鲜水果、蔬菜、优质蛋白饮食，比如肉类、鱼虾。建议多喝点汤水，有利于下奶。

小便：因为分娩过程会对膀胱产生刺激，有些产妇生完孩子之后膀胱就麻木了，感觉不到尿意，甚至不会解小便了。所以建议产后定时解小便，比如一两个小时一次，而不要等到尿急了才去。

褥汗：不少产妇反映生完孩子会出虚汗。其实，那不是虚汗，而是褥汗。因为怀孕的时候，为了保障给宝宝的供应，孕妇体内血液容量是增高的。现在宝宝出来了，多出来的血容量怎么办？相当一部分是通过汗液排出去的。所以，生完孩子以后的出汗是正常的。

清洁：既然生完孩子会出很多汗，那么就要注意清洁了，洗头洗澡都不是禁忌，千万别让自己搞得脏兮兮的。而且，因为恶露的原因，尤其提醒要保持会阴部清洁，否则容易发生产褥感染。所以要每天清洗会阴，并且保持干燥。

哺乳：母乳喂养对于女性的产后恢复有很好的促进作用，所以母乳喂养绝对是产后恢复的一个利器！

不要卧床：有人说既然是"坐"月子嘛，那起码要坐着，所以很少下床活动，甚至有说法忌下床活动，吃饭都在床上。这是万万使不得的！产后凝血功能亢进，是血栓高危人群，长期卧床不动的话，会增加静脉血栓形成风险，甚至会发生肺栓塞危及生命。

此外，在产褥期还要注意休息，尽量保障充足的睡眠。保持心情舒畅，产后因为激素急剧变化的原因，有一部分产妇可能会出现产后抑郁。

产褥期之后，身体大多数的系统都已恢复到孕前状态，但是有两个可能需要的时间更长：一个当然就是泌乳了，因为母乳喂养的原因，乳腺肯定和孕前是不同的；另一个就是身材了，也就是产后的体重，绝大多数女性产褥期结束后，体重还是比孕前要重的。

因此，产褥期除了要控制饮食保持体重外，还要注意运动。以下是适合产褥期的运动。

运动一：支撑抬腿练习

（1）手肘在肩的正下方支撑，胸腔打开。

（2）双腿屈膝，小腿与地面平行，停留 3~5 个呼吸，为一组。

练习时间：

顺产 3~4 周，做一组。

顺产 5~6 周，做两组。

顺产 7~8 周，做三组。

练习功效：增强腹部、侧腰、大腿内侧的力量，帮助骨盆内收。

运动二：双腿开合练习

（1）手肘在肩的正下方支撑，胸腔打开。

（2）双腿屈膝，小腿与地面平行，吸气双腿两侧分开。

（3）呼气，双腿向中间合拢，重复 2~3 次，为一组。

练习时间：

顺产 3~4 周，做一组。

顺产 5~6 周，做两组。

顺产 7~8 周，做三组。

练习功效：增强腹部、侧腰、大腿内侧的力量，帮助骨盆内收。

运动三：侧卧抬腿式

（1）身体右侧卧，右腿放松弯曲。

（2）左膝屈膝，左脚尖点地。

（3）呼气，左膝向前向下，左膝点地。

练习时间：适合产后所有时期。

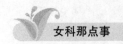

　　练习功效：增强腹斜肌群力量、伸展臀大肌、帮助减小臀围。美食的诱惑、运动过程中的疲劳等，这些都是产后恢复过程中要面对的问题。所以，无论是饮食控制还是适量运动，都是需要一定自我控制的。要有坚定的信念及养成良好的习惯，生完宝宝，也可以做一个时尚、美丽的辣妈。

十三、围绝经期保健

这些表现预示着你进入了绝经期

绝经期不是一个时间点，而是一个时间段，在这一段时间内，女性在身体、心理上会出现一些不同于以前的特殊症状。而这些症状的出现是一个缓慢的过程，大多数女性是逐渐注意到身体变化的。常见的临床症状有以下几方面。

1. **月经改变** 最初的表现是月经开始频发，常常每21天来潮1次。常伴有经前点滴出血且经期时间延长。其发生原因多为黄体功能不足。月经稀发也是此时期的表现之一，是指月经周期超过35天，常伴经血量减少，甚至有时间隔几个月不来。这是因为卵巢功能下降排卵稀少引起的。不规则子宫出血是绝经期的特征之一，这是因为女性体内激素水平改变，排卵逐渐趋于停止而发生功能失调性子宫出血。闭经的出现是典型的绝经期标志，其原因为卵巢合成性激素大幅度减少，子宫内膜失去雌激素及孕激素的影响而处于静止状态，因而不再增殖及脱落，故发生闭经。

2. **血管舒张功能不稳定状态** 进入绝经期后，因女性雌激素水平下降，血管收缩和舒张功能紊乱，雌激素对血液内脂类的清除率减弱，血管内皮沉积物增厚，会造成全身血管不稳定收缩和舒张，具体表现为潮热，如患者感到胸部、颈部及脸部突然有一阵热浪向上扩展的感觉，常伴有头胀、头痛、眩晕、乏力、心慌、胸闷、烦躁等，以上症状持续数秒至30分钟不等，症状消失前常大量出汗或畏寒。症状因常发生在夜间而影响睡眠，由此又引起疲乏、注意力不集中、记忆力下降等症状。其中潮热汗出是围绝经期及绝经后妇女所共有的特征性症状，资料显示只有少数妇女（15%~20%）不发生此现象，症状严重者亦占适龄妇女总数的10%~20%。该症状发生的时间不定，多数（约41%）发生在39岁以后，常与月经紊乱同时出现，在绝经前1~2年

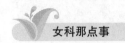

最严重，少数女性该症状每日发作，或一日频繁发作，给患者带来非常大的苦恼。有少数女性潮热发生在绝经以后。症状持续 1 年以上者约占 85%，持续 5 年者 25%～50%，随着停经时间延长，症状可减轻或自然消失，但有10%～15%的妇女该症状可持续 10～15 年或更长时间。

3. 精神、心理症状 该症状表现也是绝经期女性常见的，也是外人最容易感受到的，常出现烦躁、抑郁、焦虑、多疑、自信心降低、注意力不集中、易激动、情绪多变，严重患者有恐怖感，甚至癔症发作样症状。

4. 性欲及性功能的改变 由于围绝经期中女性性激素分泌减少，妇女常常自述性欲下降，外阴及阴道发干，或伴瘙痒。严重者会出现性交痛及性交困难。妇科检查可发现外阴、阴道萎缩及子宫颈和子宫变小。个别妇女会出现性欲亢进。

5. 形体改变 激素含量降低，体内脂肪分解速度减慢，这一时期的女性会发现自己正在慢慢变胖，随着皮下脂肪的堆积，腹部及臀部增大，乳房也变得松软、下垂。

6. 骨骼肌肉系统变化 随着绝经期的到来，女性体内钙的流失加快，这会导致骨质疏松的出现，还会出现肌肉酸胀痛、乏力、关节足跟疼痛、抽筋频繁、驼背、身高变矮、关节变形、骨骼变脆易折、指甲无光泽容易折断、脱发等。

总之，绝经期中女性身体上的变化是多种多样的，通过对照以上的常见症状和自己具体的身心感受，大多数妇女可以知道自己是否已进入了更年期。做好应对绝经期的准备，对预防绝经期疾病的发生有重要意义。

❧ 绝经期和更年期是一回事吗？ ❧

"绝经期"从字面上理解是指月经停止的时期，但是绝经期不是一个特定的时间点，它实质上指的是一个过渡期，是一个时间段。该时间段可以持续数年，在 40～60 岁的任一时间发生，我们常称这一过渡期为围绝经期。

现实生活中有不少女性认为更年期就是指绝经期，其实这是含义完全不同的两个医学概念。更年期是指妇女从性腺功能衰退开始至完全丧失为止的一个转变时期；而绝经则仅仅是指月经绝止不行这一时刻。也就是说，虽然绝经是更年期的明确标志，但它只是更年期中的一个里程碑，并不包括更年期的全部过程。多数女性在绝经之前已存在卵巢逐步衰退的生理表现，据资料显示，这一过程持续2~4年，不同地域、不同种族的人长短不一，这一时期被称为绝经前期，绝经之后卵巢功能更为低下，但不一定立即完全消失，一般也要经历2~3年，也有长达6~8年，甚至更长的时间，所以更年期是绝经前期、绝经和绝经后期的总和，因此有学者称之为"围绝经期"。

围绝经期可以短至2~3年，或长达8~12年。更年期究竟从什么时候开始，在多数妇女的记忆中是模糊的，调查时多数只能说出何时绝经，往往不记得何时开始有不适，何时症状消失了。然而未绝经不等于未进入更年期。有的学者提出，为了预防更年期的影响被忽略，以免到了不易处理的地步才求医，医务人员和妇女保健工作者有必要为40岁后的妇女进行宣传教育和咨询，普及更年期的自我保护知识，使之掌握何时及向谁求治。全社会都应给予协助，开展一些可行的普查门诊或建立机构，为40岁后妇女及早诊治更年期综合征。不要等到绝经后才开始采取保健措施，这时对很多人来说已经过晚了。

绝经期与激素那些事儿

激素在女性一生中的重要作用是无可置疑的。女性生命过程中的每一项生理过程和病理改变都和体内激素水平的变化息息相关。女性的卵巢产生两种重要的激素——雌激素和孕激素，这两种激素主要作用于子宫，以调节月经的周期，除此之外，还作用于脑、心脏、骨骼、乳腺以及其他器官，保障着女性正常生理功能的顺利实现。当女性进入绝经期时，体内的性激素水平随着脏器功能的衰老而逐渐下降，变得越来越不能满足自身的需要。当卵巢功能随时间的延续渐渐衰弱，直至停止产生雌激素、孕激素后，月经就完全停止了，实际上，女性之所以进入更年期，就是由于雌激素分泌不足所致。也可以这样说，雌激素如果能够保持像青年时期那样正常分泌，女性就可能推迟衰老来临，即使进入老年，也不会迎来因雌激素分泌减少而导致的非常烦人的更年期，从而避免该时期内一系列生理功能，如丧失生育能力、皮肤松弛、头发干枯易断、骨骼脆弱、体重增加、情绪易波动等一系列症状的出现。所以从这一点上来说，雌激素起到决定女性老年时期的"命运"的关键作用。近年来，激素在防治女性更年期综合征中的作用越来越受到了大家的重视，雌激素补充疗法便成为治疗更年期综合征的时髦治疗方法，成为患者以及医学和保健的热门话题。

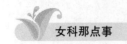

女性既然在绝经期缺乏雌激素需要进行激素补充，那么补充激素安全吗？不必担心，只要运用得当，绝经期应用雌激素带给女性的好处远远大于不服用雌激素者。但是需要注意的是，一定要根据自身情况在大夫的指导下使用，万不可自作主张盲目使用。目前使用雌激素的方法繁多，治疗效果安全可靠，口服、注射、栓剂、外敷用药方法等样样俱全，完全可以采取不同方式补充"久违"的雌激素，完全可以保持不该早去的"青春魅力"和"青春活力"。

那么什么时候补充雌激素最合适呢？当绝经期女性发生或尚未发生绝经期症状的时候，就应当考虑准备使用雌激素的问题，就应当考虑如何使用雌激素的问题，因为这是大部分老年女性的必经之路、健康之路、潇洒之路，完全可以相信，只要坚持科学、适量、准确地使用雌激素，就一定会给服用者带来福音，就会把副作用降低到最低限度，就会使女性摆脱缺乏雌激素的烦恼，走出由此导致的危险境地。

值得指出的是，一些具有滋阴补肾功能的中草药中具有类激素样作用，而且中药取自天然，没有通过化学合成激素类药物的毒副作用，如果使用得当，同样可以用于弥补女性雌激素的分泌不足。诸如仙灵脾、女贞子、熟地黄、枸杞子、何首乌、鹿角胶、生地黄、旱莲草、桑椹、紫河车、山萸肉、仙茅、肉苁蓉、紫石英等具有良好的补充雌激素的效果。临床根据患者的具体症状，四诊合参，运用中医整体观念、辨证论治的方法使用中药进行治疗，可收到良好的效果。运用中医药补充雌激素，一般没有副作用，是非常安全的。

常常伴随女性绝经期出现的疾病有哪些？

绝经期是女性的一个特殊生理时期，在这期间由于内分泌的变化会给女性带来一系列身体的不适，这个时期被称为女性一生中的"多事之秋"。伴随着月经的停止，性激素水平的下降，一些疾病也会趁机不知不觉地来到我们身边。绝经期女性容易患上什么疾病呢？

1. 首先是心血管疾病的出现　研究表明，绝经后女性冠心病的发病率会呈直线上升趋势。

绝经前，女性体内雌激素水平较高，而雌激素有增加心肌收缩力、扩张血管、降低血黏度、降脂的作用。所以，女性在月经期间，心血管疾病的发病率比男性低；绝经之后，女性的代谢出现紊乱，雌激素分泌急剧减少，血液内的脂肪就更容易沉积在血管壁上，使血管壁凹凸不平，并破裂形成血栓，堵塞心血管，继而发生心绞痛或心肌梗死等缺血性心脏病。缺血性心脏病的症状除了胸痛外，最常见的是呼吸困难及胸闷，其他症状往往不明显，或容易被误认为是其他病，比如头晕、胃痛、肩部不适、颈部、下颌疼痛等。另外，心肌梗死发作的女性中，70%的患者在1个月前有易感疲劳、失眠、呼吸急促等症状。所以，当处于绝经期的女性出现了以上症状时，应高度警惕，及时到医院检查以排除心脏病的发生。

2. 骨质疏松　是绝经后女性面临的另一个常见疾病。女性体内的雌激素有促进降钙素分泌的功能，降钙素的主要工作是负责将血液中的钙质沉积到骨头里，这样就能保障骨骼的结实。当绝经期到来时，女性体内的雌激素含量降低，雌激素缺乏导致钙质沉积不足，骨头里缺乏钙，就容易出现骨质疏松，骨质疏松会引发骨强度下降，骨折易感性增加。老年女性容易出现骨折就是这个原因。骨质疏松一般出现在绝经5年后，判断骨质是否疏松的最简单方法，是看有无腰、背部的疼痛，服用消炎、止痛药效果不明显，且长时间固定一个姿势如久坐、久立时，疼痛症状加剧。检查判断骨质疏松的方法也很简单，做骨密度检测即可发现。

3. 绝经期　也是女性肿瘤的高发期。研究证明，部分雌激素依赖性肿瘤，如乳腺癌、子宫肌瘤、子宫内膜癌、宫颈癌、子宫肉瘤以及部分卵巢癌都与卵巢分泌的雌激素、孕激素存在相关性。由于子宫内膜是雌激素、孕激素的主要靶器官，受雌激素与孕激素的周期性、序惯性作用而产生子宫内膜周期性剥脱性出血，即月经来潮，这是对子宫内膜的一种自体保护机制。但是围绝经期中见到子宫出现异常出血时，反映出来的是体内雌激素平衡失调或子宫已发生病变。围绝经期卵巢功能衰退，体内卵泡刺激素应激性升高，促使卵巢有卵泡生长而常无排卵，易产生雌激素，无孕激素产生，雌孕激素靶器官乳腺与子宫长期在高浓度雌激素刺激作用下出现乳腺过度增生，子宫内膜增生过长、子宫肌瘤迅速增大等，最后有可能发生乳腺癌、子宫内膜癌、子宫肌瘤等疾病。

绝经期为何会出现骨质疏松？

平时我们经常见到一些小孩子怎么摔跤都不会有事，而老年人发生轻微的摔伤就会导致骨折，这是什么原因引起的呢？这是骨质疏松症引起的，骨

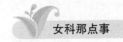

质疏松症多出现在绝经期后的女性，严重威胁中老年妇女的健康。那么，为什么绝经期女性容易出现骨质疏松呢？

骨质疏松症是一种系统性骨病，其特征是骨量下降和骨的微细结构破坏。具体表现为骨的脆性增加，因而骨折的危险性大为增加，即使是轻微的创伤或无外伤的情况下也容易发生骨折。骨质疏松症是一种多因素所致的慢性疾病。在骨折发生之前，通常无特殊临床表现。该病女性多于男性，常见于绝经后妇女和老年人。随着我国老年人口的增加，骨质疏松症发病率处于上升趋势，已成为一个值得关注的大众健康问题。

骨质疏松症分为原发性、继发性和特发性。原发性骨质疏松症又分为Ⅰ型（绝经后骨质疏松症）和Ⅱ型（老年性骨质疏松症）。绝经后骨质疏松症的妇女主要因为体内雌激素水平的减少，骨吸收破坏有所增加，而引起骨量丢失，骨质疏松；老年性骨质疏松症主要因为年龄增加，肾功能生理性减退，维生素 D 合成减少，肠道内钙的吸收障碍，骨的形成减少，骨的吸收破坏加重，而引起骨量丢失，骨质疏松。继发性骨质疏松症是指其他疾病使肠内钙的吸收减少或尿钙排泄增快或骨质被分解破坏等，导致骨质疏松，除了以上生理及疾病的原因外，骨质疏松还与遗传因素有关，人们发现有骨质疏松家族史的妇女患骨质疏松症的概率明显高于无骨质疏松家族史的妇女，而且发病年龄早、病情重。另外，骨质疏松症的发生与饮食、光照、运动和生活习惯等环境因素也有密切关系。

骨质疏松症都什么常见症状？

骨质疏松症是一种全身性疾病，随着社会的发展，人均寿命的延长，社会老龄化越来越明显，骨质疏松症的患者群越来越多，早期发现骨质疏松、早期预防、早期治疗是避免该病的关键，那么骨质疏松症有什么表现呢？

1. 疼痛　是原发性骨质疏松症最常见的症状，疼痛以腰背部最为多见，占疼痛患者中的 70%～80%，疼痛可沿脊柱向两侧扩散，仰卧或坐位时疼痛减轻，直立时后伸或久立、久坐时疼痛加剧，日间疼痛轻，夜间和清晨醒来时加重，弯腰、肌肉运动、咳嗽、大便用力时加重。一般骨量丢失 12% 以上时即可出现骨痛。

2. 身高缩短、驼背　该表现多在疼痛后出现，进展缓慢，不像疼痛那样明显容易发现。因为脊椎椎体前部几乎多为骨松质组成，而且此部位是身体的支柱，负重量大，尤其第 11、第 12 胸椎及第 3 腰椎，负荷量更大，故容易压缩变形，使脊椎前倾，背曲加剧，形成驼背，随着年龄增长，骨质疏松加重，驼背曲度加大，致使膝关节挛拘显著。每人有 24 节椎体，正常人每一椎体高度 2cm 左右，老年人骨质疏松时椎体被压缩，每椎体缩短 0.2cm 左右，身长平均可缩短 3~6cm。

3. 骨折　这是退行性骨质疏松症最常见和最严重的并发症，它不仅增加患者的痛苦，加重经济负担，并严重限制患者活动，甚至缩短寿命。据我国统计，老年人骨折发生率为 6.3%~24.4%，尤以高龄（80 岁以上）女性为甚。骨质疏松症所致骨折在老年前期以桡骨远端骨折（Colles 骨折）多见，老年期以后腰椎和股骨上端骨折多见。一般骨量丢失 20% 以上时即发生骨折。骨密度每减少 1.0 标准差，脊椎骨折发生率增加 1.5~2 倍。脊椎压缩性骨折有 20%~50% 的患者无明显症状。

4. 呼吸功能下降　胸椎和腰椎压缩性骨折，脊椎后弯，胸廓畸形，可使肺活量和最大换气量显著减少，肺上叶前区小叶型肺气肿发生率可高达 40%。老年人多数有不同程度的肺气肿，肺功能随着年龄的增长而下降，若再加骨质疏松症所致胸廓畸形，患者往往可出现胸闷、气短、呼吸困难等症状。骨质疏松症一旦发生即难于逆转。所以，早期发现和预防十分重要。有以上症状出现者应高度怀疑本病的可能，要及早到医院做骨密度检测，以便采取预防和治疗措施。

骨质疏松症女性应该注意什么？

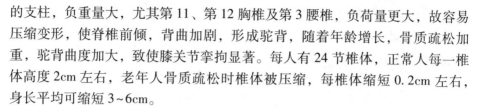

当今，随着人民生活水平的提高，老年妇女逐年增加，平均寿命达 70~80 岁，平均绝经年龄为 50 岁。妇女一生中有 1/3 时间处于绝经期，如何提高老年妇女的生活质量，使晚年过得舒适、自如，这确实关系到每个家庭的幸福。要避免骨质疏松症，重在预防，只有做好预防才能有效地降低其发生率及致残率。维持骨的健康，延缓和减少骨量流失，需要足量钙和维生素 D 的摄入和适当的运动及充足的户外日光照晒。钙是骨组织矿化的主要元素，对骨骼和牙齿的正常生长和发育是必不可少的。研究资料表明：我国人民的食物结构中钙的含量不高，且促进钙吸收的维生素 D 的含量也很少，另外还受食物中的草酸、磷酸等的干扰，使钙的吸收率降低。因此，这种预防工作从胎儿期就要开始，孕妇怀孕时要适量补充钙剂，婴儿期要防止佝偻病的发生，青少年时期要注意平衡膳食，充足营养。青年及成年期要积极进行体育运动，因为运动可以增加成骨细胞的活性，中老年人进行适当的体育锻炼能预防、延缓骨质丢失。足够的钙摄入量是成骨的重要条件，是防止骨质疏松的要素之一。建议儿童期的钙摄入量为400～700mg/d，青春期1300mg/d，青年及成年早期800～1000mg/d，绝经后妇女由于骨丢失则需1500mg/d，65岁以上妇女需增至2500mg/d。得了骨质疏松症的患者应采用低盐、适量蛋白质和富含钙的膳食，摄入足量的维生素D、维生素C和维生素K等。吃盐多，尿钠排出多，尿钙排出也会相应增多，身体丢失钙也会增多，因此提倡清淡饮食。高蛋白质饮食也会造成尿钙排出增多，而营养不良、低蛋白质饮食会影响骨量，因此强调进食适量蛋白质。我国营养学会1988年推荐成人和老年人每日钙摄入量为800～1000mg。钙在奶制品和海产品中含量较高。应有意多摄入虾、鱼、贝壳等海产食物；坚持喝牛奶等乳制品，注重鱼、肉类的摄入。牛奶中含有丰富的钙，且容易吸收。每次喝250～500mg牛奶就基本满足钙的需要。含纤维的蔬菜如韭菜、芹菜可以增加钙的吸收。为防止夜间禁食情况下骨丢失，宜在每晚临睡前喝牛奶或服钙剂。

得了骨质疏松症后常常需要在膳食之外添加钙剂以补充摄入不足部分。现在市场上有多种钙剂，不同类型所含元素钙的量是不同的，如碳酸钙40%、氯化钙27%、枸橼酸钙21.1%、乳酸钙13%、葡萄糖酸钙9%，您可从中选择安全和价格合理的钙剂。钙剂分次服用比单次服用吸收率高。晚餐中钙吸收后维持血钙浓度5～6小时，后半夜血钙水平的维持依赖于骨钙的释放，因此睡前可加服一次钙剂以减少骨钙丢失。除乳酸钙和枸橼酸钙外，其他钙剂需要经过酸的溶解才能吸收，进食会刺激胃酸分泌，能帮助钙剂溶解，因此钙剂可在餐中或餐后服用。

此外还有激素替代疗法，它对延缓或阻断绝经后快速骨钙丢失、降低骨折率及缓解更年期症状有重要作用，绝经后及早开始使用效果更佳。当然这需在有经验的医师指导下使用。骨质疏松患者应当适量运动。运动能增加肌肉的力量，有利于骨骼生长，生命在于运动。运动可促进血液循环，增进肌肉力量，增强肌肉的应激和协调能力，使老年人不易摔倒，减少骨折的危险。同时运动可促进钙质在骨骼中的沉积，提高骨骼的硬度。生活在大城市里的人，工作紧张而运动相对较少，加上接触阳光的时间很少，这些都可以加速骨质疏松症的发生和发展。研究表明，日常工作相关的体位和工作量对峰值骨量的形成有影响，这些人常可出现全身酸软乏力，重者腰背疼痛，夜间肢体短暂性痉挛。因此，我们应提倡注意自身的主动锻炼，并且应持之以恒，应提倡做工间操，在工作1~2小时后进行四肢及躯干的活动，最好在阳光下进行，这样有利于钙质的吸收和沉积，具体的运动除了一些专门运动如跑步、游泳、打球等，工作间隙可做些类似广播体操的肢体运动，坚持下去，必有益处。需要注意的是在中老年人体质较差，可能同时伴有呼吸、循环方面的疾病，所以运动方式和运动强度需要根据自身具体情况来定，参加运动前应征求医生的意见，根据体力和心肺功能来制定运动量，要注意经常反复进行，一般来说运动以每次30~40分钟、每周3~7次为宜。

跌倒是原发性骨质疏松症骨折的重要诱因，而老年人跌倒的发生随着年龄增长明显增加。因此应设法减少跌跤的可能，如下雪天不要外出，拿掉家中障碍物，增加照明，减少引起跌倒的因素；矫正视力，穿防滑鞋，拄手杖，夜间起来时注意扶稳，避免应用影响平衡的药物，如镇静剂和安眠药等；对容易引起跌倒的疾病应给予有效防治；避免手提过重物品，以防发生椎体骨折；还要尽量避免手法较重的按摩。

怎样科学地对待绝经期雌激素疗法？

女性在围绝经期卵巢功能逐渐衰退或丧失，雌激素水平波动或下降引起自主神经功能紊乱，代谢障碍。研究表明，雌激素受体除存在于生殖系统外，还存在于全身其他很多地方，如心脏、冠状动脉、主动脉、皮肤和尿道。雌激素参与体内脂肪、蛋白质、骨等重要代谢，雌激素在女性一生的健康中起着重要的作用，近年来，雌激素的使用在治疗围绝经期综合征方面的作用受到了大家的重视。围绝经期女性应用雌激素的目的在于解除症状，提高女性生活质量，使身体、精神和生理保持良好状态，改善记忆力，改善性功能和满足感，预防骨质疏松症及萎缩性泌尿生殖道疾病，其疗效是得到临床肯定的。但是有些女性为延迟衰老盲目使用雌激素，而导致子宫内膜癌、乳腺癌等肿瘤的发生。

那么，什么情况下需要使用雌激素？怎样使用雌激素是安全的？

雌激素在绝经期的作用主要体现在以下方面：①调整绝经过渡期已经紊乱的月经周期；②解除或缓解围绝经期症状；③延缓和预防骨质疏松症；④降低直肠癌的发病率；⑤对心血管自主神经功能紊乱的临床调节作用；⑥治疗围绝经期抑郁症。

雌激素也有许多不良反应，研究发现雌激素可增加患乳腺癌的风险，雌激素也与子宫内膜癌的发生密切相关，长期暴露于没有孕激素保护的雌激素刺激下可诱发子宫内膜癌，因此盲目长期应用可能增加子宫内膜癌、乳腺癌、中风及肺栓塞发生的危险性；可以引起阴道异常出血或大量出血，突发性出血，点滴出血，痛经；还可以出现头痛、头晕、焦虑、乏力等神经系统症状以及食欲增加、体重改变和过敏反应等。但是研究也发现女性绝经后骨质疏松症、冠心病的发病率和病死率远远高于子宫内膜癌和乳腺癌，因此从总体角度权衡，多数学者认为在绝经过渡期和绝经早期对有适应证、无禁忌证的妇女应用雌激素利大于弊。雌激素替代疗法是一种有防病意义的重要医疗措施，疗效显著。但其确实存在远期副作用，故使用时一定要在医生的指导下合理使用，一定不要自我服用。

激素替代疗法的适应证如下：①出现血管舒缩运动功能不稳定，泌尿生殖道萎缩，神经、精神症状并严重影响正常生活；②具有骨质疏松症的高危因素，或低骨密度及有骨质疏松症；③手术后绝经或卵巢功能过早衰竭。

激素替代疗法的禁忌证有：①有雌激素依赖性肿瘤，如子宫内膜癌、乳腺癌病史，是该疗法的绝对禁忌证；②不明原因的阴道出血；③严重的肝肾疾病、血卟啉病、脑膜瘤、急性动脉血栓栓塞、重度高脂血症等。

激素替代疗法的药物可单独使用雌激素，适用于不需要保护子宫内膜的情况。雌激素和孕激素联合使用，适用于有完整子宫的女性。可分为序贯合用和周期联合使用两种方法。在使用周期和序贯疗法中常会出现周期性出血；连续联合用法中不发生周期性出血，但在用药早期可能有非计划性出血。研究表明，长期单独使用雌激素会增加女性患子宫内膜癌的风险，而孕激素和雌激素的配合使用，可使患子宫内膜癌的风险降低到不使用激素妇女的水平。

激素药物使用的方法和途径有多种，最常使用的是口服，该方法简便，有利于改善血脂和心血管自主神经功能紊乱；缺点是药物浓度波动较大，一些合成的药物有增加肝肾负担的可能。经皮给药，使用皮埋、皮贴、涂抹凝胶等方法，但可能对局部皮肤有刺激作用。阴道内置使用对内生殖道症状效果好，但有吸收不稳定、长期使用会刺激子宫内膜的缺点。另外也可通过肌内注射和鼻吸给药。

无论通过何种给药方式和使用何种药物，在应用激素替代疗法过程中必须定期进行医疗监测。在使用该疗法前，医生应详细了解病史，综合分析患者可能受到雌激素影响的程度、绝经时间，通过妇检掌握基本健康状况，针对个体选择最小有效剂量。定期随访以了解其疗效及有无副作用，以便及时调整剂量、剂型和治疗方案，以争取最好效果，避免不良反应，提高患者的依从性。

需要指出的是，激素替代疗法只是围绝经期女性保健综合疗法之一，合理饮食、体育锻炼、补充钙剂等措施亦不能忽视。在某些有复杂内科疾病患者中激素替代疗法尚缺乏经验，因此该疗法的应用研究有待继续深入。

更年期一定要互相伤害吗？

由于体内雌孕激素水平的下降，处于更年期的妈妈们情绪易激动，好猜忌，常失眠，严重的还会焦虑抑郁。家有处于更年期的妈妈，忍受着比平时多好几倍的唠叨以及一言不合就翻脸，你是否也常常无能为力？

更年期，一定要互相伤害吗？其实一个家庭，完全可以用爱平衡。当然，科学的指导支持是必不可少的！我们可以科学地选择一些食疗加锻炼的方式来帮助更年期的妈妈们安稳度过更年期。

锻炼：在锻炼中应尽量避免肌肉-关节-骨骼系统损伤，锻炼的最佳方式为每周至少3次，每次至少30分钟，强度达中等。另外，每周增加2次额外的抗阻力练习，益处更大。

此外，保持正常的体重也非常重要。肥胖（$BMI \geq 25kg/m^2$）对身体健康造成显著的影响，在绝经后妇女中，肥胖已成为一个日益严重的问题；BMI若减少5%~10%，就能有效改善那些与肥胖相关的多种异常状况。

饮食：推荐的健康饮食基本组成包括：

1. 饮食低脂　"围绝经期"妇女膳食要清淡，要少吃或不吃富含胆固醇和饱和脂肪酸的食物。

2. 多吃蔬菜　许多富含纤维的蔬菜，如萝卜、黄瓜等，可增加胃肠蠕动，促进胆固醇的排泄。木耳、香菇能补气强身，益气助食。

3. 降低食盐　围绝经期妇女由于内分泌的改变，可能会出现水肿、高血压，因此每天食盐摄入量应控制在3~5g。

4. 增加钙铁　围绝经期妇女体内雌激素水平降低，骨组织合成代谢下降，易发生骨质疏松。因此，围绝经期女性要常食用奶制品等含高钙的食品。

其中，每日进食水果和蔬菜不少于250g，全谷物纤维，每周2次鱼类食品，低脂饮食，应限制食盐摄入量（<6g/d），妇女每日饮酒量不应超过20g。

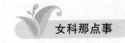

中国地域广大，各地饮食习惯差异也很大，可视当地情况适当调整。

其他提倡戒烟限酒；积极改进生活方式，增加社交活动和脑力活动。

我们要用心"经营"处于更年期的妈妈们的健康，要更加关心爱护她们，如有需要，应寻求医疗帮助。围绝经期后，许多疾病的发生率均会增加，而半年或一年的定期检查，可以及早发现、治疗。

适合更年期的药膳有哪些？

家有更年期的妈妈，烦躁、易怒、晴雨不定……比起翻脸拌嘴，相信您更愿意空出时间，给妈妈做一桌健康又美味的膳食来缓解气压低到暴的更年期。以下几种药膳，总有一款适合你。

1. 黄精山药炖鸡　黄精30g、山药60g、鸡肉500g，将以上食材放入炖盅内加水适量，隔水炖熟，调味即可。适用于更年期综合征属肾阴虚者。

2. 仙茅仙灵脾羊肉汤　羊肉250g，仙灵脾15g，仙茅、龙眼肉各10g。将仙茅、仙灵脾洗净，用纱布包裹备用。羊肉洗净切小块。把所有食材一起放入砂锅内，加清水适量，武火煮沸后，文火煮约3小时，去药包，调味即可。适用于更年期综合征属肾阳虚者。

3. 首乌黄芪乌鸡汤　乌鸡肉200克、制首乌20克、黄芪15克、红枣10枚，将黄芪、制首乌洗净，装入棉布袋内，封口；红枣洗净去核；乌鸡肉洗净，去脂肪，切成小块。把食材一起放入砂锅内，加清水适量，武火煮沸后，文火煮2小时，去药袋，调味即可。本汤适用于更年期综合征属气虚血弱、肝肾不足者。

4. 冬菇海参汤　冬菇300克，海参400克，猪瘦肉800克，盐、味精、酱油、花椒粉各适量。将海参、冬菇用温水泡发，洗净。猪瘦肉切成条状，炒锅中加油少许，将猪瘦肉略炒后，加入盐、花椒粉、冬菇、海参，一并炖至肉熟为度，调入味精、酱油。本汤适用于更年期综合征脾肾亏虚、气血不足之头昏耳鸣、腰膝酸软、头面烘热、自汗者。

健康美味的药膳，还有助于缓解更年期烘热盗汗、腰膝酸软的症状。快快学起来吧！

十四、病案分享

免疫性不育症医案分享

杨某，男，29岁。2016年11月10日初次门诊就医。

主诉：婚后2年未避孕未育。

现症见：腰酸，小便频数，伴会阴部胀痛，舌质暗红，苔黄腻，脉滑数。

体格检查：阴毛呈菱形分布，阴茎发育正常，双侧睾丸均约15ml，质地韧，双侧附睾正常，双侧精索静脉无明显曲张，双侧输精管存在，光滑，无结节。

精液分析：

精液量：3ml；pH：7.2；60分钟不液化；凝集状态：混合型；精子浓度：$32.36\times10^6/ml$；A级精子：23.10%，B级精子：10.56%，C级精子：16.82%，D级精子：49.52%；白细胞：$0.9\times10^6/ml$；存活率：62.16%；MAR：（++）。

前列腺液常规：pH：6.5，卵磷脂小体：+/HP，白细胞：++/HP。

西医诊断：免疫性不育症；慢性前列腺炎。

中医诊断：无子病（湿热瘀阻型）；精浊。

治则：清热利湿，祛瘀达邪。

方药：

1. 乳酸左氧氟沙星片，0.4g，每日1次，口服。

2. 肠溶阿司匹林片，75mg，每日1次，口服。

3. 消抗汤加减（黄芪30克、丹参30克、蒲公英15克、徐长卿15克、红藤20克、盐杜仲20克、当归15克、赤芍15克、醋郁金12克、盐车前子15克、枸杞子15克、川牛膝15克、生山楂15克、乌梅10克、甘草6克）。取14剂，每日1剂，水煎取汁400ml，分早晚饭后温服。

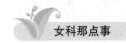

2016 年 11 月 26 日二诊：

患者服药期间腰酸、会阴胀痛减轻，上方去左氧，继用 2 周。

2016 年 12 月 11 日三诊：

患者复查精液：精液量：3ml；pH：7.4；30 分钟完全液化；精子浓度：35.12×10⁶/ml，A 级精子：26.72%，B 级精子：17.38%，C 级精子：17.22%，D 级精子：38.68%；白细胞：0.2×10⁶/ml，存活率：70%，MAR：（-）。

前列腺液常规：pH：6.5，卵磷脂小体++/HP，白细胞：3~5 个/HP

按：

该患者所患疾病为免疫性不育，辨为湿热瘀阻证，对症治疗 1 个月，抗精子抗体便由（++）转为阴性，效果显著。

免疫性不育是指以精子作为抗原，在体内激发免疫反应所引起的不育症，占总体不育者的 10%~30%，本病并无明显症状，但其危害较大，可造成精子发生障碍，影响精子活力，阻碍精卵结合，甚至会对胚胎发育造成影响。目前，免疫性不育症的病因（多认为和生殖道的感染、损伤、手术有关）、病机认识尚不明确，对生育的影响存在争议，治疗缺乏有效方法。

笔者认为：本病多虚实夹杂，虚多为肾虚、气虚，实多为湿热、血瘀。治疗当查明病因，明确诊断，中西医结合。由于西医治疗多采用抗生素、类固醇激素等对抗疗法，疗程长，效果欠佳，且不良反应较大（不少学者认为激素可能有致畸危险），所以治疗中多以中医辨证治疗为主，临床多采用"益肾固本、清热活血、逐瘀达邪"为法。

方选自拟消抗汤，由补肾类（杜仲、桑寄生、枸杞子、菟丝子、巴戟天）、益气类（黄芪、甘草）、活血类（丹参、当归、川牛膝）、清热类（赤芍、蒲公英、红藤）、利湿类（车前子）药物组成，临床加减运用。

补肾类药物，可用于肾气亏虚证。此类药可调节免疫，对精浆免疫抑制物活性有显著提高。

益气健脾类药物，可用于气虚证或脾气亏虚证。这些药物对机体免疫系统多有双向调节作用。

清热类药物，可用于热毒蕴结证。此类药物对生殖道感染的抗菌消炎作用较强，尚可抑制亢进的免疫反应。

活血类药物，适用于瘀阻精道证。此类药物可改善微循环，促进抗原抗体复合物的吸收，可以消除抗体又可防止产生新的抗体。

利湿类药物，可用于湿热下注证，常与清热类药物配合使用。既可清热利湿除湿热之标，又可强健脾胃除生湿之源，尚可排脓消痈治疗局部炎症，对于因炎症引起的免疫性不育症有较好的治疗作用。

免疫性不育为男性不育症中的疑难病，目前临床治疗效果并不理想，笔者在辨证的基础上，从根源着手，益肾固本以树立自身免疫屏障，同时兼顾祛邪，用清热、活血、利湿类药物清除机体瘀阻病邪，以恢复脏腑阴阳气血平衡，标本兼治，效果满意。

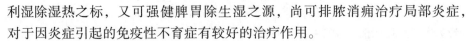

治疗崩漏案

毛某，女，28岁，已婚，工人。2016年7月30日初诊。

患者自2016年1月起月经紊乱，周期30~55天，经期20~30天，经量较多，曾于当地就医，口服中西药治疗，效差。末次月经于2016年7月10日来潮，持续至今，量多，色黯，有血块，腰酸，舌体胖大，边有齿痕，舌质淡，苔薄白，脉弱。

辅助检查：

内分泌：LH 5.86miu/ml；FSH 5.31ng/ml；P 0.54ng/ml；T 82.7ng/ml；E_2 42.0pg/ml；PRL 9.53ng/ml。

彩超：子宫及双侧附件未见明显异常（内膜厚度9.0mm）。血常规检查示轻度贫血。

西医诊断：功能失调性子宫出血。

中医诊断：崩漏（脾虚证）。

急则治其标，治以健脾补肾，固冲止血，中西医结合治疗，给予醋酸甲羟孕酮片（安宫黄体酮）2mg×25片，每晚1次，1次5片，连服5天。

中药用：黄芪30克、益母草30克、墨旱莲30克、地榆30克、茜草15克、贯众炭15克、黄芩炭12克、白术炭10克、党参20克、炒红花15克、炙甘草5克、升麻3克、仙鹤草30克、炒枳壳15克、三七粉3克（冲服）。共5付，日1付，水煎服。

2016年8月4日二诊：

诉服药后经量减少，前3天色暗，有黑色血块，现已基本干净。自述精力差，食欲欠佳，便溏。舌边齿痕，质偏淡，苔薄白根部腻，脉濡数。中药加茯苓20g，继用5付。

2016年8月11日三诊：

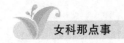

8月4日返家后即血止。8月10日月经来潮，量大，色可，大量血块，腰酸困。舌脉如前。给予经期用药：在7月30日方药基础上去党参，加炙黄芪30克、红参10克（另炖），共7付，日1付，水煎服。

2016年8月18日四诊：

末次月经：8月10日，7天净，前3天量大，有血块，后期少量黯色经血，无其他特殊不适。中药用：党参20克、茯苓20克、白术20克、炙甘草6克、炙黄芪30克、升麻6克、陈皮15克、半夏10克、菟丝子15克、枸杞子15克、藕节15克、仙鹤草30克、生地榆30克、焦山楂15克，共14付，日1付，水煎服。嘱8月30日晚开始口服安宫黄体酮2mg×5片/次，连服5天，月经来潮复诊。

2016年9月8日五诊：

今为月经第1天，给予经期用药：方同8月11日方，共7付，日1付，水煎服。

2016年9月15日六诊：

自9月8日来潮，5天净，量色可，无血块，无痛经。经前乳胀，现无特殊不适，白带常。给予非经期中药继用，嘱9月28日晚开始口服安宫黄体酮10毫克/次，连服5天，月经来潮复诊。

后患者继续治疗3个月经周期，11月11日月经来潮（未口服黄体酮），停服中药，电话随访诉月经7天后自行干净，嘱其调情志，加强营养，适度锻炼，不适随诊。

按：

笔者认为：崩漏发病，多是因果相干，气血同病，多脏受累，其病本在肾，病位在冲任，其主要病机为冲任不固，不能约制经血，使子宫藏泻失常。病变过程突出表现为"虚、瘀、热"的相互演变，从而加重冲任胞脉损伤，致使出血不止，或崩或漏。脾肾两虚在出血期病机中起重要作用，补肾扶脾为止血的关键；同时，出血暴崩之时，有形之血不能速生，无形之气当所急固，所以必须"益气升提固冲，祛瘀凉血止血"。补气意在气能生血、行血、摄血；祛瘀意在通因通用，因势利导，引血归经，不止自止；于清热化瘀中稍佐滋阴凉血止血之品，非但不碍其功，反起相辅相成之用，达到祛瘀生新、止血不留瘀的目的。

该女子素体偏胖，面稍萎黄，自诉平时常觉体倦，白带量多色黄，观其舌脉属典型的脾虚之象。在治疗时，以"急则治其标，缓则治其本"为治疗原则，灵活运用"塞流、澄源、复旧"三法。塞流：即止血救急，以防虚脱，临床常用的止血法包括凉血止血法、温经止血法、养血止血法、收涩止血法；澄源：即澄本求源，当出血将止或明显减少之后，应重在审证求因，辨证施治；复旧：即是固本，为调理善后之法，多用扶脾健胃，滋肾补肾之类，以恢复机体自身的功能。

经期给予褚玉霞教授"宫血立停"方加减运用，活血祛瘀同时加益气升提、凉血止血之品，方中黄芪、党参、白术炭、升麻益气升提；坤草、红花、三七粉活血祛瘀；黄芩炭、贯众炭、旱莲草、生地榆凉血止血，"塞流"之中寓以"澄源"。非经期治宜补肾扶脾，益气摄血，自拟"益气健脾方"加减，方用六君子汤加以益气升提的炙黄芪和升麻，补肾益精的菟丝子和枸杞子，再加上清热凉血、固冲止血之品如藕节、仙鹤草、生地榆，佐以焦山楂，取其健脾开胃、活血化瘀之效。

治疗切不可血止即停药。崩漏的治疗，目的不单是止血，而是恢复身体的健康，建立正常的月经周期。故崩漏在止血求因施治之后，应根据不同年龄的生理特点，在辨证的基础上，以补益脾肾为原则，调理善后，至少坚持用药 3 个月经周期。

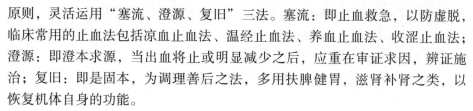

12 年不孕症案分享

段某，女，38 岁，已婚，职员。2017 年 3 月 4 日初诊。

主诉：婚后 12 年未避孕未孕。

现病史：月经先后不定期，量少，心烦、易怒，两次辅助生殖均失败，焦虑不安，食欲缺乏，时有少腹胀痛，自汗、口干，夜寐欠佳。舌红苔薄黄，脉弦数。

末次月经：2017 年 2 月 3 日，量少，无血块，色暗红，经期偶有腹痛及乳房胀痛，白带常。

既往史：曾先后于 2010 年及 2012 年做"试管婴儿"，均失败。余无特殊病史可载。

妇科检查：外阴成人型，阴毛发育可；阴道畅，无红肿及特殊分泌物；宫颈常大，质软；子宫前位，无压痛；双侧附件区无增厚，无压痛。

辅助检查：

子宫输卵管造影：子宫形态正常，双侧输卵管通畅。

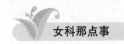

彩超示：子宫及双侧附件未见明显异常（内膜厚度约 7.0mm）。

内分泌示：LH 5.86miu/ml；FSH 5.31ng/ml；P 0.54ng/ml；T 82.7ng/ml；E_2 42.0pg/ml；PRL 9.53ng/ml。

中医诊断：不孕症（肝郁肾虚型）。

西医诊断：原发性不孕。

遣方用药：

治则：疏肝解郁，补肾活血。

1. 丹栀逍遥散加减　牡丹皮 15 克、炒栀子 10 克、柴胡 12 克、赤芍 15 克、白术 15 克、茯苓 15 克、薄荷 6 克、全当归 10 克、神曲 15 克、山楂 15 克、酸枣仁 15 克、郁金 15 克、合欢皮 15 克、甘草 6 克。取 14 剂，日 1 剂，水煎服，早晚各 200ml 温服。

2. 五子衍宗丸　每天 2 次，1 次 10 克。

3. 经期用药　血府逐瘀颗粒，每天 3 次，每次 1 袋，开水冲服。

2017 年 3 月 23 日二诊：

服药 2 周余，用药期间 3 月 14 日月经来潮，6 天净，经期服用血府逐瘀颗粒，自诉经量较前有所增加，余无明显不适。现症见：心烦、易怒较前好转，仍有焦虑不安，腹胀痛减轻，纳眠可，二便调，今来复诊。

医嘱：

（1）上方去神曲、山楂，加杜仲 12 克、党参 20 克、三七粉 3 克（冲服）。取 7 剂，日 1 剂，水煎服，早晚各 200ml 温服。

（2）巴戟口服液：每天 3 次，每次 1 支，口服。

（3）调经助孕胶囊：每天 3 次，每次 4 粒，口服。

2017 年 4 月 6 日三诊：

服药 1 周，期间有停药，未诉明显不适，焦虑状态较前缓解，纳眠可，二便调。

医嘱：

遵上方继用半月，经期继续用血府逐瘀颗粒，同时开始补充叶酸片。

嘱患者放松心情，加强锻炼，饮食清淡，适时监测卵泡、备孕。

2017 年 5 月 4 日四诊：

患者携早孕检查单前来门诊报喜，嘱患者注意休息，定期检查。

按：

笔者认为，对于该患者的治疗，首当完善检查，明确病因；再则四诊合参，辨证治疗；最后不应忽视心理疏导。明确告诉患者并没有必须进行试管婴儿的指征，即使两次因求子心切进行试管辅助生育都失败了，也并不能就此否定其生育能力，以求患者能够放下心结，抛开包袱。

中医认为不孕的发病多责之于肝肾，而"肾为女子先天，肝为一生枢纽"，该患者婚后多年不孕，处于来自工作、婚姻、家庭、孕育的巨大压力之中，身心负担极重，导致情怀不畅，忧思郁怒，再加盼子心切，烦躁焦虑，肝气郁结，气血不调，郁而成瘀，而见月经先后不定期、痛经、不孕等。正如《景岳全书·妇人规》所云："产育由于气血，气血由于情怀，情怀不畅则冲任不充，冲任不充则胎孕不受。"

且"种子重在调经"，肾藏精，主生殖；肝藏血，主疏泄；二者同居下焦，乙癸同源，为子母之脏，精血同源而互生，同为月经的物质基础。若天癸不足，肾气亏虚则冲任虚衰，藏泄失司；肝郁不舒，肝血不足则冲任失调，血海蓄溢失常；再加上木郁土壅，脾虚则运化失常，生化乏源，血海不充，湿邪杂生，均可导致月经先后不定期。王师辨证为肝郁肾虚之证，肝郁日久，郁而化热，热则耗气伤津，久之成瘀，肾精亏虚，治疗重点在于疏肝与补肾，并佐以健脾。

笔者以丹栀逍遥散为主方，依据其兼证进行加减应用：方中柴胡疏肝解郁，使肝气条达；郁金、合欢皮助柴胡解郁行气之力，同时和血宁心；当归、芍药养血和血；当归、赤芍、柴胡同用，使血和而肝气柔；木郁不达而致脾虚不运，气血生化无源，故用茯苓、白术健脾益气；方中薄荷可疏散肝经郁遏之气，透达肝经郁遏之热；胃不和则卧不安，以神曲、山楂健脾胃、消食；栀子泻火除烦，酸枣仁敛心阴、安神，兼以丹皮活血祛瘀，三七活血养血。如此则达到健脾益气、疏泄肝气、活血祛瘀功效。在经期予以"血府逐瘀颗粒"，取其活血祛瘀，行气止痛，祛瘀生新之效，使瘀血清，新血生，而助于下一月经周期内膜的生长。

此外，"五七"之后的高龄女性往往卵巢储备下降，卵细胞质量降低。笔者给予患者五子衍宗丸、巴戟口服液、调经助孕胶囊等补益肾精的中成药，可以显著提高卵细胞质量及数量，改善子宫内膜的容受性，提高受孕率。

笔者倡导不孕症需男女同治，该患者爱人，39岁，无特殊不适，纳可眠安，二便调。查精液分析报告单显示：精子畸形率稍高，活力低，给予清脉通络丸及海马补肾壮阳丸（院内制剂）口服，并嘱患者口服21金维他以改善精子质量及活力。